U0416235

肿瘤科病人健康教育

主　编　王丽芹　付春华　赵淑燕
副主编　张　娜　刘怀霞　毕晓玲
编　者　（以姓氏笔画为序）
王　阳　王芳英　石明兰
杨　梅　汪　莉　赵　娟
郭苏玲　梁雪娇　韩彦博

科学出版社
北　京

内 容 简 介

本书以问答的形式从肿瘤概述、肿瘤的预防、肿瘤的诊断、肿瘤的治疗、肿瘤患者化疗期间的家庭护理以及姑息治疗护理6个方面，对肿瘤科患者关心的话题进行了系统介绍。重点是肿瘤诊断过程中相关检查，手术、化疗、放疗、生物免疫、中医药等不同的肿瘤治疗手段在治疗过程中出现不良反应的处理方法，以及晚期病人常见并发症的护理技巧等内容。

本书具有专业、科学、系统的特点，便于查阅，实用性强。适合肿瘤科及相关科室护士进行健康教育时使用，也可供病人及其家属参考阅读。

图书在版编目(CIP)数据

肿瘤科病人健康教育/王丽芹，付春华，赵淑燕主编.—北京：科学出版社，2018.1

ISBN 978-7-03-055653-0

Ⅰ.①肿… Ⅱ.①王… ②付… ③赵… Ⅲ.①肿瘤－病人－健康教育 Ⅳ.①R73

中国版本图书馆CIP数据核字(2017)第288574号

责任编辑：郭 颖 张利峰 / 责任校对：张小霞
责任印制：徐晓晨 / 封面设计：龙 岩

科学出版社出版
北京东黄城根北街16号
邮政编码：100717
http://www.sciencep.com
北京虎彩文化传播有限公司印刷
科学出版社发行 各地新华书店经销
*
2018年1月第 一 版 开本：850×1168 1/32
2020年4月第三次印刷 印张：7
字数：206 500

定价：39.00元

(如有印装质量问题，我社负责调换)

前　言

恶性肿瘤已经成为严重威胁人类健康与生命的重要疾病之一，在造成人类死亡的疾病中居第二位。肿瘤的成因、诊治日益受到医学界的重视，世界卫生组织也将4月17日定为“世界肿瘤日”。随着医学学科的不断发展，现代诊疗技术的日益改进，目前越来越多的肿瘤已得到早期发现、早期治疗，极大地提高了肿瘤的治愈率，延长了患者生存期。人们已认识到肿瘤不是“不治之症”，它与冠心病、高血压、糖尿病等一样，是一种“慢性疾病”，是可防可治的。只要我们关注身边的环境，改变原有的不良生活习惯，及早发现身体给我们的警示信号，就可以大大降低肿瘤发生的概率。对于明确诊断的肿瘤患者，实施科学规范的治疗，不仅可以延长患者生存期，改善患者的生存质量，而且可以使患者带瘤长期生存。

为了便于肿瘤患者、家属及临床肿瘤专业护理人员更好地学习及掌握肿瘤相关理论知识，我们结合临床工作中患者及其家属最关心的问题，编写了本书。本书采用问答的形式，介绍了肿瘤概述、肿瘤的预防、肿瘤的诊断、肿瘤的治疗、肿瘤患者化疗期间的家庭护理以及姑息治疗护理6个方面的内容，详细介绍了肿瘤的形成原因、相关因素，目前最主要的诊治手段与治疗方案、临床用药知识、疼痛护理及常见临床护理问题。从专业的角度，科学、系统地对肿瘤相关知识进行介绍，既重点突出，又便于查阅，且简洁易懂，具有较高的实用价值，可作为临床护理人员、肿瘤患者及其家属的工具书。

在本书的编写过程中，参考了近期一些关于肿瘤诊疗、护理相关内容的国内外文献与专著，在此，谨向这些书刊编者表示感谢。由于作者的专业和学术水平有限，不足和疏漏之处敬请批评指正。

编　者

目 录

第1章

肿瘤概述

1. 肿瘤到底是什么病?

肿瘤不是单一疾病,而是一类疾病。肿瘤细胞具有异常的结构、功能和代谢特点,它们不同程度地丧失了分化成熟的能力,不能按正常细胞的新陈代谢规律生长,即使致癌因素已不存在,肿瘤细胞仍可能持续增长,破坏正常组织、器官的结构和功能。

2. 良性肿瘤和恶性肿瘤有什么不同?

良性肿瘤生长速度缓慢,通常周围有包膜的保护和隔离,摸之有滑动感,与周围组织边界清楚,一般不侵袭和破坏邻近组织,很少发生坏死、出血,而且也不向远处转移,预后一般较好,手术切除后很少复发,对机体危害较小,一般不会有全身症状,通常不会引起患者死亡。如脂肪瘤、血管瘤、腺瘤、囊肿等。

恶性肿瘤通常被人们称为癌症。恶性肿瘤往往生长迅速,通常没有包膜的覆盖,会向周围组织侵袭,与周围组织粘连,触之不能移动,包块边界不清。因为生长速度太快,血液营养供应不足,从而常发生坏死、溃疡和出血等。恶性肿瘤还易转移扩散到远处组织,经手术切除等治疗后仍易复发。早期即可能有低热、食欲差、体重下降,晚期可出现严重消瘦、贫血、发热等,如不及时治疗常导致死亡。如骨癌、食管癌、肝癌、肺癌、白血病、骨肉瘤等。

肉瘤是来源于间叶组织包括结缔组织,脂肪、肌肉(平滑肌、横纹肌),软骨,骨,血管,淋巴管和淋巴造血组织等的恶性肿瘤。多发生于皮肤、皮下、骨膜及长骨两端。常见有纤维肉瘤、平滑肌瘤、脂肪肉瘤、淋巴肉瘤、滑膜肉瘤、骨肉瘤等。早期即可发生血行转移。肉瘤多见于青少年。

3. 癌症是什么?

我们的身体是由亿万个细胞组成的,人体细胞的生长和凋亡受基因这个"总指挥"的统一调控。一般情况下,人体细胞遵循着基因调控的正确指令,按照一定的速度和方式分裂、生长、凋亡,从而完成机体的新陈代谢,维持身体正常功能。但是如果我们的机体长期处于各种致癌因素中,某些部位组织细胞的基因调控失常,造成细胞过度增生或异常分化,形成局部的新生物肿块,即我们常说的癌症。

癌的英文为 cancer,汉译意为"螃蟹",引申为"癌"可以无限制地向外周扩散、浸润。癌症是一组疾病,其特征为异常细胞的失控生长,并由原发部位向其他部位播散,这种播散如无法控制,将侵犯器官并引起衰竭,最后导致死亡。

此外,恶性肿瘤来源于胚胎组织的,称之为"母细胞瘤",如肾母细胞瘤、神经母细胞瘤、视网膜母细胞瘤、精原细胞瘤等。还有一些恶性肿瘤沿用传统习惯命名,如白血病、霍奇金病、黑色素瘤等。很多疾病的诊断名称里虽没有"癌"字,却也可能是恶性肿瘤,需要及早做特殊治疗,不能认为报告书里没有"癌"字,就认为相安无事,而掉以轻心。

4. 肿瘤细胞与正常细胞有什么不同?

癌细胞虽是由正常细胞转变而来,但却具有与正常细胞完全不同的特征。①自主性:癌细胞不同程度地失去正常调控,不受正常指令的控制,表现为无休止的生长繁殖和分化不良,这种特性被称为自主性生长。自主性越大,细胞生长失控越明显,细胞增殖速度越快,细胞分化程度也越低。②浸润性和转移倾向:良性肿瘤细胞虽也有一定的自主性,细胞增殖而形成肿块,肿块逐渐增大而压迫周围正常组织,但是肿瘤细胞不会浸润生长到正常组织内;恶性肿瘤细胞则不同,不但增殖迅速,而且细胞可发生一系列生物物理和生物化学的变化,易脱落、溶解和浸润周围组织,形成浸润性病灶,或者通过血管和淋巴管转移到身体其他部位，形成转移性病灶。③遗传性：癌细胞的下一代（即子细胞）可以完全保留其上代的恶性行为，通过一代代地繁衍，癌细胞增殖、浸润和扩散，使病人陷入窘境。

5. 什么原因导致了肿瘤的发生？

引起肿瘤发生的原因非常复杂，既涉及外界因素，如化学致癌物质、电离辐射、病毒等多种多样的环境致癌因素，又与机体细胞的DNA改变、遗传特性、免疫功能、激素水平的变化等密切相关。恶性肿瘤是机体内、外两方面各种因素之间相互作用的最终结果。

外界致癌因素是引起肿瘤的重要刺激因素，有80%～90%的癌症是由环境因素引起的。已知致癌因素有化学、物理、生物、营养等几种，现将较重要的内容叙述如下。

（1）吸烟与被动吸烟：肺癌病人中吸烟者是不吸烟者的10倍。吸烟者肺癌、喉癌、食管癌、膀胱癌、口咽癌的发病率也比不吸烟者高。吸烟量与癌症发病关系尚不明确，即使接触烟草的烟雾量不大也会发生癌症。近年来还发现，经常生活在嗜烟者烟雾环境中的不吸烟者，发生癌症的机会也较多。

（2）职业因素：因长期接触煤焦油、芳香胺或偶氮染料、亚硝胺类化合物等而致的职业性癌，可占全部癌症的2%～8%。

（3）放射线及紫外线：电离辐射（X射线、γ射线）所诱发的癌症约占全部癌症的3%，紫外线照射可诱发皮肤癌或恶性黑色素瘤。

（4）膳食：人类的饮食结构和习惯与消化道肿瘤关系密切。膳食中脂肪过多易诱发乳腺癌、大肠癌；水果和蔬菜可降低大肠癌的发病率；有些食品添加剂具有致癌作用；腌、熏食品和一些蔬菜、肉类、火腿、啤酒中可能含有致癌的亚硝酸盐和硝酸盐；含有黄曲霉毒素的食品与肝癌发病可能有关。

（5）药物：治疗癌症的各种抗肿瘤药特别是烷化剂，本身也具有致癌作用。此外，某些解热镇痛药、抗癫痫药、抗组胺药、激素类等与癌症的病因有关。

（6）寄生虫与病毒：血吸虫病可引起膀胱癌；中华分支睾吸虫可引起胆管癌。目前已知迁延性乙型肝炎所致的肝硬化患者容易发生肝癌;单纯疱疹病毒与宫颈癌的发病有关。许多病毒可以诱发动物肿瘤,但在人类尚缺乏直接证据。

6. 有肿瘤家族史的人群患肿瘤的概率高吗?

越来越多的证据表明肿瘤与遗传有关,但绝大多数肿瘤是遗传和环境因素共同作用的结果,其中环境因素占大多数。因此,有肿瘤家族史的人群患肿瘤的概率会相对较高,但并不代表一定会患肿瘤。改善环境,消除肿瘤发生的主要危险因素是可以预防和控制肿瘤的。

肿瘤的家族遗传现象可能是由染色体畸变造成的。正常人体每个细胞有 46 条染色体,各种致癌因子可以引起染色体畸变,使得染色体在数目和形态上均与正常细胞不同,这种染色体的畸变有时会遗传给后代,使其下一代具有患癌的可能性。

有肿瘤家族史的人,一方面要认识到自己虽然可能因遗传而有"肿瘤素质",但并不意味着事实上患有肿瘤,应避免不必要的恐惧心理;另一方面要更加注意预防,争取做到早期发现、早期诊断和早期治疗。

与遗传有密切关系的肿瘤可以分为两类:一类是完全由遗传基因决定的遗传性肿瘤;另一类是没有发现遗传的物质基础,但是有明显遗传倾向,即有所谓"肿瘤素质"遗传的肿瘤。遗传性肿瘤不多,常见于某些儿童肿瘤,如儿童肾母细胞瘤、视网膜母细胞瘤,它们均属遗传性疾病,由异常的基因决定,带有异常基因的人 80%～90%将患该类肿瘤。具有遗传倾向的肿瘤,是由遗传性发育障碍引起的,如家族性环结肠息肉、遗传性免疫缺陷综合征,这些癌前病变本身具有遗传性,但不一定事实上都发展成为肿瘤,只是有发展为肿瘤的危险。发生家族性环结肠息肉,如不予治疗,容易发展为结肠癌;遗传性免疫缺陷综合征患者免疫功能低下,容易患淋巴网状系统肿瘤,如白血病、淋巴肉瘤。还有些肿瘤,虽然没有发现确切的致癌基因和染色体等遗传证据,但其发病有时表现出明显的家族聚集性,即某一家族中的多名成员具有"肿瘤素质",家族中多代或一代中多人患同样的肿瘤,如胃癌、大肠癌、乳腺癌、子宫癌、肝癌、肺癌等都有所谓"高癌家族"的报道。胃癌病人的一级亲属(即父母和兄弟姐妹)患胃癌的危险性比一般人群平均高3倍;乳腺癌、子宫癌、肝癌和食管癌也具有较强的遗传性。因此,具有肿瘤家族史的病人应更加注意患肿瘤的可能性。

7. 癌症会传染吗?

不会。传染病(infectious disease)是由各种病原体引起的能在人与人、动物与动物或人与动物之间相互传播的一类疾病。病原体中大部分是微生物,小部分为寄生虫。癌症是由于患者本身基因突变导致发病,不具有传染的性质,到目前为止尚未发现癌症会传染的确凿证据,有时有血缘关系的家人或长期一起生活的人同时患癌症则与生活习惯及某些感染有关。

8. 中国人最易患哪些癌?

全国肿瘤登记中心2014年最新数据显示,肺癌、女性乳腺癌、胃癌、肝癌、食管癌、结直肠癌、宫颈癌是我国常见的恶性肿瘤。我国男性发病率占第一位的恶性肿瘤是肺癌,占男性全部恶性肿瘤的1/5以上,其次是胃癌、肝癌等消化道恶性肿瘤;女性发病率占首位的是乳腺癌,其次是肺癌、结直肠癌和胃癌。肺癌、乳腺癌、结直肠癌、女性甲状腺癌呈上升趋势。

9. 中国各地区肿瘤发病有差异吗?

全国肿瘤登记中心2014年最新研究解析,我国城乡不同地区肿瘤负担差异明显,发病率城市高于农村,而病死率则是农村为高,并且肿瘤构成也显示出不同的特点。农村地区医疗资源缺乏,诊治水平偏低,居民健康意识不足,导致就诊时病期多偏晚,预后不良。

上消化道系统肿瘤依然是我国农村居民较为常见且是主要的恶性肿瘤死亡原因,同时,肺癌、乳腺癌、结直肠癌等也呈逐年增高趋势。城市地区呈现发达国家的癌谱,肺癌、乳腺癌、结直肠癌等恶性肿瘤呈不断上升趋势。

我国的肿瘤高发地区有:广东中山市、四会市(鼻咽癌)。河南林州市,河北磁县,四川盐亭(食管癌);山东临沂、栖霞(胃癌);江苏启东,广西梧州(肝癌);云南个旧(肺癌);山西襄垣、阳城,河南洛阳(宫颈癌);浙江嘉善(肠癌)。

10. 正常人体内也会有癌细胞吗？

癌细胞，是由“叛变”的正常细胞衍生而来，正常人体内也可能存在。如果机体免疫功能足够强大，就可以把癌细胞消灭，如果机体免疫功能不能打败癌细胞，癌细胞就会大量繁殖，从而导致癌症的发生。也有一部分人机体免疫功能与癌细胞打成平手，那么这部分人就可以长期带瘤生存。

11. 什么是癌前病变？

人体某些器官的一些良性病变容易出现细胞的异常增生，具有癌变潜能，如果长期存在就有可能发展为癌，称为癌前病变，这是癌症发生前的一个特殊阶段。也有学者认为其是可逆性的增生阶段，概念尚未一致，但一般多指组织细胞化生和显著增生而言，其中也包含着独立疾病。并非所有的癌前病变都必然转变为癌症，大部分会长期稳定，甚至会恢复成正常状态，有一小部分最终会演变为癌症。

临床常见的癌前病变有：①黏膜白斑，常发生于食管、口腔及外阴等处，如果黏膜鳞状上皮过度增生并伴有一定的异型性，就有可能转变为鳞状细胞癌；②交界痣，多位于手掌、足掌、外生殖器和背部，经常受到摩擦、外伤或感染等刺激，容易发生癌变；③慢性萎缩性胃炎，约10%的萎缩性胃炎病人可能发生癌变；④子宫颈糜烂，子宫颈糜烂是妇女较为常见的病变，但重度子宫颈糜烂由于鳞状上皮的不典型增生，易发生癌变；⑤乳腺囊性增生及乳腺纤维腺瘤，多见于40岁以上妇女，随着年龄增长，癌变的可能性亦增大；⑥其他某些良性肿瘤。

对于癌前病变，必须澄清一些模糊认识：①癌前病变并不是癌，因此不应将癌前病变与癌等同起来；②癌前病变大多数不会演变成癌，仅仅是其中极少部分可能演变为癌症；③不能把癌前病变扩大化，把一些不属于癌前的病变，如一般的皮肤痣、普通的消化性溃疡和慢性胃炎当作癌前病变。

12. 癌前病变发展为恶性肿瘤需要多长时间？

从正常细胞发展到恶性肿瘤常需要经过数年到数十年的时间，此期间细胞在结构与功能上发生了一系列改变。癌前病变是恶性肿瘤发生前的一个特殊阶段，不同的癌前病变发生相关肿瘤的过程、时间长短、部位、概率各不相同。需要注意的是，并非所有癌前病变都会发展为肿瘤，大部分会长期稳定存在，甚至会恢复至正常状态，只有一小部分最终会演变为癌症。

13. 癌前病变需要治疗吗？

发现癌前病变，不要惊慌失措，应采取正确的态度：如需要手术治疗，就应积极手术；如需要定期复查，就应主动定期复查。切不可忧心忡忡，背上沉重的思想包袱，因为长期的精神紧张可降低机体免疫力，甚至会促使机体内正常的细胞癌变。

癌前病变阶段是阻止恶性肿瘤发生的最佳治疗时机，是肿瘤防治的关键阶段，重视癌前病变的治疗也是现代肿瘤防治的重要一环。如能密切关注癌前病变阶段，并给予积极治疗，可以明显降低肿瘤的发病率，极大提高肿瘤的治愈率。

14. 癌症发病有年龄、性别的区分吗？

从人体的解剖生理上来说，生殖系统肿瘤的男性女性发生各不相同，如女性的卵巢、输卵管、子宫、阴道、外阴及胎盘肿瘤是女性所特有的，男性的睾丸、精囊、阴囊及阴茎肿瘤是男性所特有的。除此以外，其他肿瘤男性女性均可患病，但男女比例各有所不同。通常，男性的肿瘤发病率要高于女性，尤以肺癌、肝癌、胃癌、食管癌为甚，除乳腺癌外，其他肿瘤只有胆囊癌和甲状腺癌女性患者高于男性。

癌多发生于中年以上；肉瘤以青少年及儿童多见；消化道癌、肺癌以男性为多；乳腺癌主要发生于40岁以上妇女；小儿恶性肿瘤以起源于淋巴、造血组织、神经组织和间叶组织较多；肾母细胞瘤、神经母细胞瘤、视网膜母细胞瘤均在4—5岁发生较多。

15. 常见的化学致癌物有哪些？

（1）亚硝胺类：致癌性较强，包括硝酸盐、亚硝酸盐、亚硝基胍、二级亚硝胺类或三级铵等。防腐剂含有亚硝胺类物质，在变质的蔬菜及食品中含量也较高，腌制过的鱼、肉、鸡中含量亦较高。熏烤或烧焦后的食物中致癌物的种类和含量均剧增，易诱发食管癌、胃癌、肝癌、结肠癌、肺癌、肾癌。

(2)多环芳香烃类:以苯并芘为代表,存在于沥青公路尘埃(柏油路的铺设)、柴油、汽油、机动车辆排放尾(废)气、煤烟(燃煤取暖)、香烟、熏制食品、烹饪食物时产生的油烟、内燃机燃烧、工业废气及石油提炼等产生的苯并芘,如3,4-苯并芘、二甲基苯蒽、二苯蒽等致癌物污染空气,进而造成臭氧层破坏,使得UV(紫外线)照射更加强烈,致使皮肤癌、肉瘤、肺癌的发病率增高。

(3)芳香胺类:从事印染、印刷、制药、化工、塑料、橡胶生产、铸造、电焊、建筑、油漆、某些农药生产和应用等行业的工人常接触染料中的致癌物质,如芳香胺族的2-萘胺、1-萘胺、β-奈胺、联苯胺、4-氨基双联苯等,是制造染料的中间产物或橡胶塑料工业的防老剂,长期接触这类物质经呼吸道、消化道或皮肤吸收后,自尿液排出,作用于尿路上皮细胞可引起癌变,容易发生膀胱癌。

(4)烷化剂类:如芥子气、环磷酰胺等,可引发白血病、肺癌等。

(5)氨基偶氮类:如奶油黄等,可诱发肝癌。

(6)碱基类似物:如5-氟尿嘧啶等。

(7)氯乙烯:目前应用最广的一种塑料聚氯乙烯,能引起肝血管肉瘤。

(8)某些金属:铬可引起肺癌;镍可引起肺癌、鼻咽癌;砷可引起皮肤癌、肺癌;镉可引起前列腺癌;其他元素如铅、铁、锌、硫、钼等长期、大剂量接触也可引起肿瘤。

(9)其他

①解热镇痛药:如阿司匹林、氨基比林、复方阿司匹林、复方氨基比林等,如果长期服用,可引起肾盂癌和膀胱癌。

②氯霉素:长期使用此类药物(包括片剂、针剂、眼部滴剂),可导致白细胞减少,引起再生障碍性贫血,并诱发急性白血病。其诱发白血病的潜伏期可长达7年。

③利血平:长期服用利血平的妇女易患乳腺癌,尤其是绝经期妇女,发病率比其他人高3倍。

④抗肿瘤药。服用硫唑嘌呤可诱发淋巴瘤、白血病、宫颈癌、唇部鳞状上皮癌;服用环磷酰胺可诱发膀胱癌、淋巴癌和急性白血病;

白消安可诱发支气管癌和外阴癌；长期服用甲氨蝶呤可诱发肾癌和乳腺癌。

⑤睾丸素类药：长期大量使用甲睾酮（甲基睾丸酮）、去氢甲基睾丸酮、庚酸睾丸酮治疗再生障碍性贫血时，易引起肝细胞癌。

⑥抗癫痫药。患癫痫并长期服用苯妥英钠的孕妇所生的婴儿可能会患有神经纤维母细胞瘤；长期大量使用苯巴比妥的患者，可致恶性脑瘤。

16. 哪些物理因素可以引起癌症？

常见的物理致癌因素主要有辐射和石棉等，其中辐射根据是否能引起周围的原子分离又分为电离辐射和非电离辐射两种。电离辐射的代表射线分别为 X 射线和氡辐射，其他的电离辐射还包括核辐射，可导致甲状腺癌、肺癌、白血病等发病率大大增加。非电离辐射的代表射线包括紫外线、极低频电磁辐射等。极低频电磁辐射主要指电力设备，包括高压输电线、配电站、电吹风、电水壶、电灯等家用电器产生的电磁辐射。电离辐射、热辐射、紫外线都能直接损伤人体细胞 DNA 结构，使 DNA 断裂、多基因突变、激活原癌基因、灭活抑癌基因等，引起细胞代谢方式的改变和细胞性质的改变，从而导致细胞癌变。

17. 哪些生物因素可以致癌？

生物性致癌因素包括病毒、细菌、寄生虫及慢性炎症刺激。

(1)病毒：近代科学研究已证明，有 30 多种动物的肿瘤是由病毒引起的。近年来发现人类的某些肿瘤与病毒的关系密切，在一些患者如鼻咽癌、宫颈癌、肝癌、白血病等患者的血清中可以发现有相应病毒的抗体。目前认为，EB 病毒（疱疹病毒）与鼻咽癌、传染性单核细胞增多症、多发性 B 细胞淋巴瘤及伯基特淋巴瘤有关；单纯疱疹病毒与宫颈癌有关；人类乳头状瘤病毒与舌癌、喉癌、宫颈癌有关；C 型 RNA 病毒与白血病有关；B 型 RNA 病毒与乳腺癌有关；人类免疫缺陷病毒与卡波西肉瘤有关；乙型肝炎病毒与肝癌有关，乙型肝炎病毒的感染率达 60%，携带率大于 10%，是造成慢性肝炎、肝硬化及肝癌的主要原因。肝炎病毒使肝细胞发生变异，不断地再生，即“再生过度”，本来衰老的细胞应该凋亡，但由于肝脏验证的刺激和自身免疫力的下降使得该凋亡的细胞不凋亡，即形成了肿瘤。

(2)真菌(霉菌)在粮食、食物和蔬菜，如花生、玉米、高粱、大米等中可含有真菌(霉菌)如黄曲霉、镰刀菌、杂色曲霉以及交链孢属真菌等，其中黄曲霉产生的黄曲霉毒素有较强致癌作用，可诱发肝癌和胃癌。

(3)寄生虫：患肝吸虫病时中华分支睾吸虫可刺激胆管上皮增生，致胆管型肝癌发病率较高；日本血吸虫病中直肠和结肠癌发病率较高；患埃及血吸虫病后，由于膀胱壁中血吸虫卵的刺激容易发生膀胱癌。

(4)细菌：幽门螺杆菌和胃癌有关。长期慢性炎症与癌变有密切关系。

(5)其他：如慢性机械刺激或外伤。慢性机械刺激促癌发生现象，如舌癌常发生于龋齿、断牙，或不合适义齿(假牙)长期摩擦之处；胆囊结石可合并胆囊癌；多胎多产引起子宫裂伤可患宫颈癌；部分阴囊挫伤可引起睾丸肿瘤；不少骨肉瘤和乳腺癌在肿块发生前有外伤史。

18. 哪些为恶性肿瘤的高危人群？

(1)恶性肿瘤的高危人群

①有恶性肿瘤家族史的人群(三代以内的直系或旁系亲属罹患恶性肿瘤)。

②有不良生活习惯的人群(长期大量吸烟、长期酗酒、药物滥用、长期过度劳累、严重营养不良、偏食等)。

③职业因素，长期接触有毒有害物质的人群。

④生存环境遭污染的人群(化学污染、重金属污染、核污染等)。

⑤遭受特殊微生物感染的人群(乙型肝炎病毒、人类乳头状瘤病毒等)。

(2)外国医学专家经多年研究，认为以下人群易患癌症。

①过敏体质者：有过敏史的女性罹患乳腺癌的危险比正常人高30%，有过敏史的男性罹患前列腺癌的概率比正常人高41%。

②经常熬夜者：夜间是细胞裂变最旺盛的时期，睡眠不好，人体很难控制细胞发生变异成为癌细胞。熬夜者为提神而吸烟、喝咖啡，

也会使更多的致癌物侵入体内。

③肥胖者：哥伦比亚大学的研究资料显示，肥胖女性发生结肠癌的危险性比一般女性高 2 倍。美国癌症中心报道，腰部以上特别肥胖的女性患乳腺癌的可能性要高出正常者 4～8 倍。

④维生素缺乏者：瑞士专家认为，体内保护性维生素低的人易患癌症。如维生素 A 缺乏者罹患胃癌的危险增加 3.5 倍，患其他癌症的危险增加 2 倍多。

⑤胆固醇过低者：英国研究人员的报道称，中老年女性死亡的一个重要危险因素就是胆固醇过低。

⑥常饮热浓茶者：医学研究发现，经常饮用高温(80℃以上)茶水有可能烫伤食管，而茶中的鞣质可在损伤部位沉积，不断刺激食管上皮细胞，使之发生突变，突变细胞大量增殖后即可变成癌组织。

⑦高血压患者：美国对 30 多万名男子的临床研究表明，高血压患者的癌症罹患率和死亡率为血压正常者的 2 倍多。

⑧憋尿便者：尿液中有一种可以致癌的物质，会侵害膀胱的肌肉纤维，促发癌变，故主张不要憋尿；大便中有害物质多，如硫化氢、烘臭素及其他致癌物，经常刺激肠黏膜会导致癌变。故防范之举是每天定时排便。

(3)另外，拒饮酸奶者、A 型血者、C 型性格者及偏肉食者，患癌症的机会都比一般人高。

19. 肿瘤是怎样长大的?

肿瘤的生长特点并不完全相同，从小小的癌细胞变成细胞团，进而发展成肿块，其生长方式主要有膨胀性生长、外生性生长和浸润性生长。

(1)膨胀性生长：是发生在器官或组织内的大多数良性肿瘤所表现的生长方式。肿瘤逐渐增大，不侵袭周围正常组织，宛如逐渐膨胀的气球，推开或挤压四周组织。因此，肿瘤往往呈结节状，有完整包膜，与周围组织分界清楚。对周围组织的影响主要是挤压和阻塞，一般不明显破坏器官的结构和功能。临床检查时肿瘤移动性良好，手术容易切除，切除后也常不复发。

(2)外生性生长:发生在体表、体腔或管道器官(如消化道、泌尿道等)表面的肿瘤,常向表面生长,形成突起的乳头状、息肉状、蕈状或菜花状肿物。良、恶性肿瘤都可呈现外生性生长。但恶性肿瘤在向表面呈外生性生长的同时,其基底部往往呈浸润性生长,由于其生长迅速,血液供应不足,容易发生坏死脱落而形成底部不平、边缘隆起的恶性溃疡。

(3)浸润性生长:为大多数恶性肿瘤的生长方式。肿瘤细胞分裂增生,侵入周围组织间隙、淋巴管和血管内,像树根长入土壤一样,浸润并破坏周围组织。呈这类生长方式的肿瘤无包膜,与邻近组织紧密连接在一起而无明显界限。临床检查时移动性差或固定。手术切除范围应扩大,否则术后易复发。

20. 癌症是突然发生的吗?

很多癌症在确诊之前,身体似乎并没有什么不好的情况。但事实上,除了少数见于儿童期的肿瘤外,大多数癌症的发生发展都要相当长的时间,并且要经历以下四个阶段。第一阶段称为诱导期,完成这个过程要 15～30 年;第二阶段称为原位癌,肿瘤在原位癌阶段发展十分缓慢,维持 5～10 年。若能及时发现原位癌并予以切除,绝大多数患者是可以治愈的。第三阶段称为浸润期,通常简称为癌。第四阶段为癌症扩散,此时癌症已经扩散,转移灶的直径若大于 1cm,则有可能被现有临床手段发现。小于 1cm 的病灶很难查出,称为亚临床转移灶,它是外科手术或放疗失败的重要原因。

各种肿瘤的生长速度有较大差别,主要取决于肿瘤细胞的分化成熟程度。一般来讲,成熟程度高、分化好的良性肿瘤生长缓慢,可长达几年甚至十几年。但短期内生长突然加快,应考虑有恶变的可能。成熟程度低、分化差的恶性肿瘤生长较快,短期内即可形成明显肿块,并且由于血管形成及营养供应相对不足,易发生坏死、出血等继发改变。

21. 癌症怎么分类?

肿瘤的分类通常是以其组织发生(即来源于何种组织)为依据。按肿瘤分化成熟程度及对机体影响的不同而分为良性与恶性两大类。良性肿瘤和恶性肿瘤在生物学特点上、对机体的影响上、治疗方法选择上、预后上都不同，在临床上区别良、恶性肿瘤十分重要。

按肿瘤的生物学特性和组织来源分类可概括为如下 5 种类型（表 1-1）。

（1）上皮组织肿瘤：来源于皮肤、黏膜、腺体等上皮组织。

（2）间叶组织肿瘤：来源于肌肉、脂肪、骨及血管、淋巴管等组织。

（3）淋巴、造血组织肿瘤：大都为恶性，如恶性淋巴瘤、各种白血病、恶性组织细胞病（简称恶组）。

（4）神经组织肿瘤：有中枢神经系统和周围神经系统肿瘤。

（5）其他组织肿瘤：来源于生殖细胞、滋养叶组织、胚胎残余组织或未成熟组织。

表 1-1　肿瘤分类举例

	组织来源	良性肿瘤	恶性肿瘤	好发部位
上皮组织	鳞状上皮	乳头状瘤	鳞状细胞癌	乳头状瘤见于皮肤、鼻、鼻窦、喉等处；鳞状细胞癌见于宫颈、皮肤、食管、鼻咽、肺、喉和阴茎等处
	基底细胞		基底细胞癌	头面部皮肤
	腺上皮	腺瘤	腺瘤（各种类型）	腺瘤多见于皮肤、甲状腺、胃、肠；腺癌见于胃、肠、乳腺、甲状腺等
		黏液性或浆液性囊腺瘤	黏液性或浆液性囊腺癌	卵巢
		多形性腺瘤	恶性多形性腺瘤	涎腺
	移行上皮	乳头状瘤	移行上皮癌	膀胱、肾盂

续表

	组织来源	良性肿瘤	恶性肿瘤	好发部位
间叶组织	纤维结缔组织	纤维瘤	纤维肉瘤	四肢
	纤维组织细胞	纤维组织细胞瘤	恶性纤维组织细胞瘤	四肢
	脂肪组织	脂肪瘤	脂肪肉瘤	前者多见于皮下组织，后者多见于下肢和腹膜后
	平滑组织	平滑肌瘤	平滑肌肉瘤	子宫和胃肠
	横纹肌组织	横纹肌瘤	横纹肌肉瘤	肉瘤多见于头颈、生殖泌尿道及四肢
	血管和淋巴管组织	血管瘤、淋巴管瘤	血管肉瘤、淋巴管肉瘤	皮肤和皮下组织、舌、唇等
	骨组织	骨瘤	骨肉瘤	骨瘤多见于颅骨、长骨；骨肉瘤多见于长骨两端，膝关节上下尤为多见
		巨细胞瘤	恶性巨细胞瘤	股骨上下端、胫骨上端、肱骨上端
	软骨组织	软骨瘤	软骨肉瘤	软骨瘤多见于手足短骨；软骨肉瘤多见于盆骨、肋骨、股骨、肱骨及肩胛骨等
	滑膜组织	滑膜瘤	滑膜肉瘤	膝、踝、肩和肘等关节附近
	间皮	间皮瘤	恶性间皮瘤	胸膜、腹膜
淋巴、造血组织	淋巴组织		恶性淋巴瘤	颈部、纵隔、肠系膜和腹膜后淋巴结
	造血组织		各种白血病	淋巴造血组织
			多发性骨髓瘤	椎骨、胸骨、肋骨、颅骨和长骨

续表

	组织来源	良性肿瘤	恶性肿瘤	好发部位
神经组织	神经衣组织	神经纤维瘤	神经纤维肉瘤	单发性,全身皮神经;多发性,深部神经及内脏亦受累
	神经鞘细胞	神经鞘瘤	恶性神经鞘瘤	头、颈、四肢等处神经
	胶质细胞	胶质细胞瘤	恶性胶质细胞瘤	大脑
	原始神经细胞		髓母细胞瘤	小脑
	脑膜组织	脑膜瘤	恶性脑膜瘤	脑膜
	交感神经节	节细胞神经瘤	神经母细胞瘤	前者多见于纵隔和腹膜后,后者多见于肾上腺髓质
其他肿瘤	黑色素细胞	黑痣	恶性黑色素瘤	皮肤、黏膜
	胎盘组织	葡萄胎	绒毛膜上皮癌、恶性葡萄胎	子宫
	性索	支持细胞、间质细胞瘤	恶性支持细胞、间质细胞瘤	卵巢、睾丸
		颗粒细胞瘤	恶性颗粒细胞瘤	卵巢
	生殖细胞		精原细胞瘤	睾丸
			无性细胞瘤	卵巢
			胚胎性癌	睾丸、卵巢
	三个胚叶组织	畸胎瘤	恶性畸胎瘤	卵巢、睾丸、纵隔和骶尾部

22. 癌症怎么命名？

肿瘤命名应根据组织来源、生物学特性(良、恶性)和形态特点来决定，具体原则如下。

(1)肿瘤发生的组织加良、恶性词汇(适当加形态特点)。

①良性肿瘤：在该肿瘤发生来源组织名字后面加上“瘤”字。

②瘤样病变：称瘤样××增生或沿用传统名称。

③恶性肿瘤。按不同组织来源概括如下。上皮组织的恶性肿瘤称“癌”；间皮组织的恶性肿瘤称“肉瘤”；幼稚组织恶性肿瘤称××母细胞瘤(良性者在其前面加上“良性”二字)，不宜称“癌”“肉瘤”或“母细胞瘤”者称恶性××瘤，如恶性黑色素瘤、恶性畸胎瘤等；神经系统恶性肿瘤，仍用传统名称，如多形性胶质母细胞瘤、脑膜肉瘤。

④良恶难分的肿瘤：仍称××瘤，但须注明细胞分化情况，如腮腺“混合瘤”，生长活跃。

(2)此外，有的肿瘤名称沿用已久，目前又无恰当名称代替，仍可采用，如霍奇金淋巴瘤、白血病、尤因瘤、库肯伯瘤等。

23. 什么是肿瘤分期？

肿瘤分期通常只针对于恶性肿瘤，是根据个体内原发肿瘤及播散程度来描述恶性肿瘤的严重程度和受累范围。TNM 分期系统是目前国际上最为通用的肿瘤分期系统。该分期系统首先由法国人 Pierre Denoix 于 1943—1952 年提出，后来美国癌症联合委员会(American Joint Committee on Cancer，AJCC)和国际抗癌联盟(Union for International Cancer Control，UICC)逐步开始建立国际性的分期标准，并于 1968 年正式出版了第 1 版《恶性肿瘤 TNM 分类法》手册。目前，已经成为临床医生和医学科学工作者对于恶性肿瘤进行分期的标准方法。

每一种肿瘤的 TNM 分期系统各不相同，因此 TNM 分期中字母和数字的含义在不同肿瘤所代表的意思不同。TNM 分期中 T、N、M 确定后就可以得出相应的总的分期，即Ⅰ期、Ⅱ期、Ⅲ期、Ⅳ期等。有时候也会与字母组合细分为Ⅱa 或Ⅲb 等。Ⅰ期的肿瘤通常是相对早期的肿瘤，有着相对较好的预后。分期越高意味着肿瘤进展程度越高(表 1-2)。

表 1-2　常用分期符号一览表

分期符号	临床意义
T_X	原发肿瘤的情况无法评估
T_0	没有证据说明存在原发肿瘤
T_{is}	早期肿瘤没有播散至相邻组织
T_{1-4}	肿瘤大小和(或)原发肿瘤的范围
N_X	区域淋巴结情况无法评估
N_0	没有区域淋巴结受累(淋巴结未发现肿瘤)
N_1	只有附近的少数淋巴结受到累及
N_2	介于 N_1 和 N_3 之间的状况(并不适用于所有肿瘤)
N_3	远处的和(或)更多的淋巴结受到累及(不适用于所有肿瘤)
M_0	没有远处转移(肿瘤没有播散至体内其他部分)
M_1	有远处转移(肿瘤播散至体内其他部分)

引自维基百科英文版

24. 什么是肿瘤分型?

根据肿瘤生长的方式、速度、是否转移、组织结构及其对机体的危害程度,我们可以把肿瘤分为良性肿瘤、恶性肿瘤和介于良恶性之间的交界性肿瘤。

25. 5 年生存率是什么意思?

医学界为了统计癌症病人的存活率,比较各种治疗方法的优缺点,采用大部分患者预后比较明确的情况作为统计指标,这就是医生常说的 5 年生存率。

5 年生存率系指某种肿瘤经过各种综合治疗后,生存 5 年以上的比例。用 5 年生存率表达有其一定的科学性。某种肿瘤经过治疗后,有一部分可能出现转移和复发,其中的一部分人可能因肿瘤进入晚期而去世。转移和复发大多发生在根治术后 3 年之内,约占

80%,少部分发生在根治后5年之内,约占10%。例如,某一种癌症,手术后100例中,只有50例存活5年以上,因此这组病人的5年生存率为50%。肿瘤根治术后如若5年内不复发,再次复发的机会就很少了,故常用5年生存率表示各种癌症的疗效。术后5年之内,一定要巩固治疗,定期检查,防止复发,即使有转移和复发也宜及早治疗。另外,也有用3年生存率和10年生存率表示疗效的。一般来说,癌症治疗后存活5年以上,复发或转移机会较少,但并不等于治愈,因为不少病例5年后发生转移。

26. 患有癌症不治疗能好吗?

美国专家研究表明会有10%的患者可以自愈。人体免疫力的增强是癌症自然消退的根本原因,这种免疫力来自于细胞免疫和体液免疫两个环节。细胞免疫对肿瘤的排斥作用尤为重要,这些细胞能杀死或吞噬癌细胞。已经科学证实的有以下几种情况。

(1)癌症能因某些发热性疾病而自然消退:肿瘤细胞怕热,在癌症自消患者中,不少人有过高热的病史。发热可调动人体内部的功能,增强人体的抗病能力,进而起到治疗疾病,同时抑制肿瘤细胞生长的作用。医学界采用的微波热疗、射频热疗、超声波热疗、体腔内热疗、组织内热疗和体外循环全身加热治癌法,就是利用癌细胞“怕热”的这一特性。

(2)癌症随致癌因子的消退而消失:某些癌症患者一旦脱离具有大量致癌因子的生活或工作环境,使得机体避免了致癌因子的进一步伤害,免疫系统得以自我修复后,功能有所增强,进而可抑制肿瘤细胞的生长,直到将其完全消灭。

(3)肿瘤因放射线的照射而停止生长乃至消失:自然界中具有放射性的物质很多,处于具有较强的放射线的环境下,放射线足可杀死癌细胞。

(4)自我身心松弛使肿瘤自然消退:在癌症的发生过程中,不良精神因素对癌的发病常起“活化剂”的作用。反之,良好的精神状态则无疑有助于抗癌防癌。科学家们发现,在癌症自然消退者中,大多数人的性格较开朗,这种精神状态能增强人体免疫力。

(5)因内分泌的变化导致肿瘤自然消退:有科学家发现,有少数女性乳腺癌症患者,常能随经期的来临使肿瘤自然消退。

(6)某些炎症与非特异性免疫反应能使癌症自然消退。

27. 癌能在体内长期隐蔽吗?

有些癌症具有病因复杂、起病隐匿及长期特点。目前癌症发病原因的探索涉及基因、环境等各个方面,但还没有一种癌症的发病原因能够完全明确;一种癌症的发生可能要经过几年、十几年甚至几十年的过程;有些癌症已经发生,但在癌细胞达到一定数量或者肿瘤达到一定体积之前多无法查知。这些特点导致癌症能够在很长一段时间内隐藏在身体里,大大增加了癌症被诊断出来的难度。

28. 癌细胞是怎样打垮身体的?

肿瘤膨胀性生长会压迫邻近脏器及血管、神经,使它们的结构破坏,功能逐渐丧失,这是很致命的。

(1)恶性肿瘤生长的过程中常破坏大血管,如肝癌、肺癌、胃癌与肠癌,被侵袭的血管发生破裂,导致身体脏器大出血,发生出血性休克,患者因为来不及抢救而死亡。即使不发生大出血,而是长期少量渗血,也会导致患者贫血,甚至循环衰竭死亡。

(2)恶性肿瘤患者本来免疫力低下,再经过长期放疗、化疗,白细胞大量减少,身体抵抗力进一步降低,晚期癌症患者易发生严重肺内感染而死亡。

(3)恶性肿瘤晚期患者会出现严重消瘦、无力、贫血和全身衰竭,且恶性肿瘤长期存在使患者机体中水、电解质、蛋白质、脂肪和糖类代谢紊乱,最终失去生命。

29. 癌症为什么易漏诊和延误诊断?

癌症易被误诊与它本身的发病特点有关。很多癌症的发生都有长期、缓慢、多阶段的特点,发病初始阶段几乎没有症状,极易被忽略或与其他疾病混淆。同时,目前的癌症诊断大量依赖于影像学检查,而准确判断影像学检查结果需要临床经验,而且缺少特异性的肿瘤标记物更是增加了诊断学难度。

很多癌症都有被漏诊和延误诊断的可能性,由于存在误诊的可能性，大家更应提高警惕，就诊时充分描述自己的各种症状，尽可能地帮助医生鉴别诊断。

30. 什么是肿瘤标志物？

肿瘤细胞产生和释放的某种物质，常以抗原、酶、激素等代谢产物的形式存在于肿瘤细胞内或宿主体液中，根据其生化或免疫特性可以识别或诊断肿瘤，在肿瘤病人的体液、排除物及组织中出现质或量上改变的物质，即为肿瘤标志物。肿瘤标志物在临床上主要用于对原发肿瘤的发现、肿瘤高危人群的筛选、良性和恶性肿瘤的鉴别诊断、肿瘤发展程度的判断、肿瘤治疗效果的观察和评价，以及肿瘤复发和预后的预测等。严格来说，这些生物分子，应该只存在于肿瘤细胞或组织，而不存在于正常人细胞或组织中。由于我们通过某种技术或方法检测到标志物的存在，就提示可能患有肿瘤。目前常用的有肺癌肿瘤标记物群（CEA、Cyfra21-1、NSE 等），消化道肿瘤标记物群（CEA、CA19-9、CA242、CA724 等），CA15-3，CA125，AFP，PSA，HCG 等。

广义来说，肿瘤标志物是某些肿瘤细胞上存在或分泌、排出到体液中的物质，可大致分为肿瘤细胞分泌物和肿瘤细胞表达物两类。

肿瘤细胞分泌物是肿瘤细胞在发生、发展中产生的物质，肿瘤生长越旺盛，其量越多，反之，肿瘤生长被压制，其产生量也减少。这些物质往往是糖蛋白，可以通过血液检查等查出并进行监测。它们往往在肿瘤很小时即可被检测出来，有助于早期发现病灶；如在治疗后明显降低，则提示治疗有效，反之，则提示疗效可能不佳；如手术切除肿瘤一段时间后标志物进行性升高，则往往提示体内可能已经有肿瘤细胞增殖、生长，需严密监视。因此，有经验的肿瘤科医生往往会在对患者做影像检查、评估瘤体大小的同时抽血检查并动态观察相应标志物，以了解肿瘤生长是否仍然活跃、治疗后其活性是否被抑制等。它们的特点是反应灵敏、往往能早于 CT、MRI 等手段早期判断肿瘤生长状态，提醒医生是否需要更换治疗；其弱点是准确性较低，不如影像学诊断可靠。因此，往往需要共同检验几个标志物，动态观察其变化,并结合其他临床表征做出判断。

肿瘤细胞表达物往往是肿瘤细胞膜或细胞内结构上的某些特殊结构点,如上皮生长因子受体(EGFR)、血管内皮生长因子受体(VEGFR)、雌激素受体(ER)、孕激素受体(PR)、CD20受体等。它们的第一个特点为存在肿瘤细胞表面多、正常细胞表面少;第二个特点为可以被某些药物特异性识别并结合、从而成为这些药物追踪、打击的“靶子”。此类药物一旦结合上去,就会像钥匙插入锁眼一般启动瘤细胞内的“死亡信号”而杀死肿瘤,并且很少损伤正常细胞。顾名思义,此类药物被称为“靶向药物”,其相应的治疗也被称为“靶向治疗”。例如,EGFR抑制药、抗血管生成治疗药物、雌激素拮抗药、CD20单克隆抗体等,已广泛用于肺癌、乳腺癌、淋巴瘤等恶性肿瘤的治疗。此类“表达物”往往需通过直接检验肿瘤组织方能检出,因此,有经验的肿瘤科医生往往会在手术切检或切除后检查肿瘤标本,了解其表达高、低,为以后的治疗方提供一定的参考。

31. 肿瘤标志物在肿瘤早期诊断中有什么意义?

目前除了前列腺特异性抗原(PSA)对前列腺癌、甲胎蛋白(AFP)对原发性肝癌可进行早期筛查外,临床上所应用的大多数肿瘤标志物都不太适合于肿瘤的早期诊断,或者敏感性很低。肿瘤标志物在临床上更多的是用于评估疗效、监测肿瘤的转移和复发。

肿瘤标志物临床上常用于:①早期预警肿瘤发生、发展;②动态监测以反映治疗效果;③在无法取得肿瘤标本、明确病理诊断时对肿瘤性质做出某些提示,为试验性治疗提供参考依据。

32. 肿瘤标志物有什么特性?

(1)特异性:它指能够分辨出正常人的能力。

(2)敏感性:是指检测出肿瘤的能力。敏感性越高,最低监测浓度越低,早期发现肿瘤的概率越高。

(3)具有组织器官特异性:就是通过监测某种肿瘤标志物升高,可以判断出某种组织或器官存在肿瘤。

33. 是否肿瘤标志物升高就是患有肿瘤?

肿瘤标志物升高并不一定就意味着患有肿瘤,引起肿瘤标志物升高的因素很多,大致可以概括为以下几种。

(1)恶性肿瘤患者:一般肿瘤标志物的含量会有明显升高。

(2)正常人群:虽然肿瘤标志物是由肿瘤产生的物质,但肿瘤标志物在正常组织或良性病变中同样可以产生。

(3)样品存储问题:血液标本储存不当或存放时间过长也会导致肿瘤标志物的指标升高。

(4)药物影响:使用胸腺肽、狂犬疫苗等从动物细胞中提取的生物制剂后,会使人体产生非特异性反应而引起某些肿瘤标志物指标的升高。

34. 正常人是否也会出现肿瘤标志物的升高?

有些正常人也会出现肿瘤标志物的升高。肿瘤标志物所谓的"正常参考值"只是针对大部分人群的,不同种族人群、地区分布、年龄性别,以及个体间的差异都会有不同的正常参考值。另外,不同生理状态下检测的标志物的值也会存在差别。

35. 如何降低恶性肿瘤的病死率?

要从根本上降低恶性肿瘤的病死率,必须坚持"预防为主"的方针,认真贯彻肿瘤的三级预防策略。

一级预防:是针对去除病因的预防措施。

二级预防:早发现、早诊断、早治疗。通过简便、有效的检查方法和诊断方法,从表面健康的无症状人群中发现癌前病变和早癌患者。

三级预防:康复治疗、提高患者生存质量。要求医疗机构、社会、家庭及患者共同参与,提高患者整体健康和生存质量。

36. 哪些肿瘤最凶险?

我们都知道,肿瘤不是一种疾病,而是一类疾病,生长在不同器官的恶性肿瘤,其凶险程度也不一样。胰腺癌、胆囊癌、肝癌、肺癌、食管癌、胃癌的生存率比较低,尤其是胰腺癌,可以称作"癌症之王",5年生存率常不足5%,是最凶险、预后最差的恶性肿瘤之一;胆囊癌生存率也很低，但所幸的是，此种癌症比较罕见，发病人数很少；肝癌、肺癌、食管癌、胃癌的生存率也不高，而且这几种恶性肿瘤在人群中的发病率高，给居民健康带来的危害很大，是大家应该重点关注的“生命杀手”。

37. 长期吸入炒菜油烟与肺癌发生有关系吗？

厨房油烟的主要成分是醛、酮、烃、脂肪酸、醇、芳香族化合物、内酯、杂环化合物等。厨房油烟的毒性包括如下几方面。①肺脏毒性：吸入烹调油烟可引起大鼠肺部炎症和组织细胞损伤。大鼠气道吸入烹调油烟后肺组织细胞周期异常和凋亡率降低可能是导致大鼠肺癌原因之一。②免疫毒性：烹调油烟能影响机体的细胞免疫、巨噬细胞功能、抗肿瘤效应、免疫监视功能，从而使机体的免疫功能下降。③致突变性：烹调油烟中存在着能引起基因突变、DNA损伤、染色体损伤等不同生物学效应的遗传毒性物质。

长期吸入炒菜油烟与肺癌发生有关系。因为高温加热后的油烟会产生苯并芘致癌物，长期吸入可诱发肺脏组织癌变。有研究报道显示，在通风系统差、燃烧效能极低的炊具上做饭，对健康造成的损害相当于每天吸2包烟。

因此，专家建议烹饪时，不要等到厨房油烟四起才想起开抽油烟机，一定要在开火时就把抽油烟机打开，炒完菜后还要让抽油烟机再工作3～5分钟，以完全吸走有害物质。

38. 什么样的人容易患乳腺癌？

研究发现一些因素与乳腺癌发病机会升高有关，有一些是无法改变的因素，包括种族、性别、年龄增长、基因突变、乳腺癌家族史、自身乳腺癌病史、致密性乳癌、某些良性乳腺疾病史、行经长期（初潮早、绝经晚）和胸部放射治疗史等；还有一些是与生活相关的因素，改善后也许可以降低乳腺癌发病风险，包括首次生育年龄大、生育次数少、使用避孕药、绝经后激素替代治疗、哺乳时间短、乙醇（酒精）摄入过量、超重、肥胖和缺乏运动等。具有以上一个或多个因素并不意味着必然会患有乳腺癌，只是发病机会较其他人增高。相反，不具有以上因素的也有可能发病。

39. "吃东西噎"是怎么回事?

进食梗阻,也就是老百姓常说的"吃东西噎",是一个需要高度重视的症状,它可能是一个危险的信号。食管是食物的必经之路,应该是畅通无阻的,一旦出现进食梗阻,就意味着食管出了问题。早期症状提醒:产生特异性的吞咽困难。吞咽食物时有哽噎感、疼痛、胸骨后闷胀不适、食管内有异物感或上腹部疼痛,尤其是反复出现,梗阻越来越重的患者,一定要及时去医院做胃镜等相关检查,以明确食管是否有疾病,争取早发现、早治疗。

40. 为什么吃腌制食品易患食管癌?

一些食品在腌制过程中常有霉菌(真菌)污染,如果加入食盐量小于15%,蔬菜中的硝酸盐可被微生物还原成亚硝酸盐,人体若进食含有亚硝酸盐的腌制品,可能会引起中毒。亚硝酸盐进入到胃中,在胃酸的作用下与蛋白质分解产物二级胺反应生成亚硝胺。胃内还有一类细菌——硝酸还原菌,也能使亚硝酸盐与胺类结合成亚硝胺。胃酸缺乏时,此类细菌生长旺盛。故不论胃酸多少均有利于亚硝胺的产生。亚硝胺具有强烈的致瘤作用,主要引起食管癌、胃癌和大肠癌等。故常食腌制品容易致癌。食管癌的发病风险随食用腌菜量的增加而增大。

41. 幽门螺杆菌阳性与胃癌有关系吗?

幽门螺杆菌(Hp)是一种螺旋形、微厌氧、对生长条件要求十分苛刻的细菌,1983年首次从慢性胃炎患者的胃黏膜活检组织中分离成功并正式命名,是目前所知能够在人胃中生存的唯一微生物种类,是目前人类感染最为普遍的细菌,全世界约有50%人口感染幽门螺杆菌。它定植于人类胃黏膜,是人类慢性胃炎、消化性溃疡的主要病因,其感染还与胃癌、胃黏膜相关淋巴样组织淋巴瘤的发生密切相关。感染幽门螺杆菌后,可能使患胃癌的危险增加2.7~12倍。如果没有幽门螺杆菌感染,至少有相当部分患者的胃癌不会发生。世界卫生组织下属国际癌症研究所将幽门螺杆菌定为人类I类致癌原。

42. 为什么说我国是肝癌大国?

在国家法定传染病报告系统中,乙型肝炎(乙肝)报告病例多年来居所有法定传染病的首位，约占总传染病总数的1/3。我国不仅有近1亿人的慢性乙肝病毒携带者，并且每年乙型病毒性肝炎的新发感染者达10万之多。在我国，原发性肝癌发病的首要危险因素是肝炎。据统计，全世界50%的肝癌与乙型肝炎有关，25%与丙型肝炎有关。慢性乙型肝炎(CHB)患者中每年有2.1%～6.0%进展为肝硬化，每年有1%～15%的乙型肝炎、肝硬化患者会发展为肝癌。丙肝慢性化比例为50%～70%，其中10%～20%可发展为肝硬化，肝硬化后每年有1%～8%进展为肝癌。所以，可以解释说明我国是原发性肝癌大国。

43. 曾患有胰腺炎和糖尿病就容易患胰腺癌吗?

胰腺癌的病因尚不十分清楚，其发生与吸烟、饮酒、高脂肪和高蛋白饮食、过量饮用咖啡、环境污染及遗传因素有关。近年来的调查报告发现，糖尿病人群中胰腺癌的发病率明显高于普通人群；也有人注意到慢性胰腺炎病人与胰腺癌的发病存在一定关系，慢性胰腺炎病人发生胰腺癌的比例明显增高。另外，还有许多因素与此病的发生有一定关系，如职业、环境、地理等。

44. 结直肠癌的发生与什么因素有关?

结直肠癌好发年龄一般在50—70岁，只有5%左右低于30岁，男性比女性多。大肠癌的致病原因尚不明确，主要与以下因素有关。①饮食因素：经济发达地区，饮食中动物脂肪和蛋白质所占比例高、纤维素含量低的地域和群体发病率明显高。一般认为可能与动物脂肪的代谢产物、细菌分解产物，以及由于低纤维素饮食状态下肠蠕动减慢，肠道的毒素吸收增加等因素有关。②与癌前疾病及其他如慢性结肠炎、出血性溃疡性结肠炎、大肠腺瘤等疾病有明显的关系。其病程愈长，发生结直肠癌的可能性愈高，患病20年以上的溃疡性结肠炎患者结直肠癌的发生率为20%～40%。③遗传因素：除了家族性息肉病或溃疡性结肠炎恶变引起的结直肠癌患者外，在其他结直肠癌患者中，有5%～10%的患者有明显的家族肿瘤史。如果从饮食习惯方面来说，目前公认的是，高脂肪、高蛋白饮食是导致直肠癌的主要因素，尤其是具有遗传家族特点的群体，更要注意尽量避免接触直肠癌的高危病因,这是预防直肠癌的首先条件。因此,对其病因要有足够的重视。

45. 出现血尿与肾癌有关系吗?

间歇无痛肉眼血尿是膀胱癌患者最常见的临床症状,肾癌患者也有出现血尿的可能。

血尿是肾癌早期最明显、最容易发现的症状之一,常为无痛性间歇发作,间歇期会随着病情的发展而改变。同时可以伴有腰痛,腰部肿块也是肾癌早期最常见的症状之一。

另外,老年男性如果出现排尿困难,排尿时感觉疼痛或有灼热感、夜尿次数增多等症状,也要警惕前列腺癌的可能。因此,应关注尿液颜色,注意排尿症状。若有症状及时到医院做进一步的检查化验,切不可掉以轻心。

46. 宫颈癌的易感因素有哪些?

宫颈癌是女性最为常见的一种恶性肿瘤,在我国的发病率非常高,但是目前对于疾病的发病原因尚不清楚。宫颈癌的易感因素很多,许多研究发现不良的性行为、人乳头瘤病毒(HPV)感染、月经和分娩因素、性伴侣因素、吸烟、避孕方法、其他感染性疾病都与宫颈癌有关,而持续的高危型人乳头瘤病毒感染是宫颈癌发生的必要条件。

其易感因素还包括如下内容。

(1)年龄:宫颈癌的发生与年龄有一定关系,35 岁以下的女性患宫颈癌概率较低,35—59 岁宫颈癌高发,60 岁以后发病率下降。近年有年轻化趋势。

(2)早婚多育者:北京市宫颈癌防治协作组报道显示,20 岁以前结婚的女性患病率比 21—25 岁的高 3 倍,比 26 岁以后结婚者高 7 倍。而且,生产次数越多,患宫颈癌的概率就越高。

(3)多性伴侣:美国一项研究表明,性伴侣数≥10 个者在宫颈癌新发病例中占 36%,因为精子进入阴道后产生一种精子抗体,这种抗体一般在 4 个月左右方能完全消失。如果性伴侣多、性交过频,则会产生多种抗体,更容易罹患宫颈癌。

(4)宫颈不典型增生者:特别是中度和重度不典型增生患者,若不积极治疗很有可能转化为宫颈癌。

47. 什么是子宫内膜癌?

子宫内膜癌是发生于子宫体内膜的上皮性恶性肿瘤,它是女性生殖系统常见的恶性肿瘤之一,占女性全身恶性肿瘤的7%,占女性生殖系统恶性肿瘤的20%~30%。近年来,子宫内膜癌发病率明显上升,在欧美等发达国家其发病率居女性生殖道恶性肿瘤的首位。在我国,其发病率仅次于宫颈癌,位居女性生殖道恶性肿瘤的第二位。尽管子宫内膜癌发病率较高,但总体预后较好,主要得益于子宫内膜癌早期发现者较多,约75%的患者为早期。

48. 什么情况下容易患卵巢癌?

卵巢癌的病因尚不明确。但是随着年龄的增长,月经初潮时间早或绝经晚,不孕及促排卵药物的应用,绝经后进行激素替代治疗等,以及具有乳腺癌、结肠癌或子宫内膜癌的个人史,或具有卵巢癌家族史等,均被视为罹患卵巢癌的危险因素。其病因包括如下几方面。①内分泌因素,卵巢癌多发生在未产妇女或未育妇女,妊娠对卵巢癌似有对抗作用。另外,乳腺癌、子宫内膜癌多并发卵巢癌。②遗传和家族因素:20%~25%卵巢癌患者的直系亲属中有癌瘤患者。③环境因素:工业发达国家及上层社会妇女卵巢癌发病率高,可能与饮食中高胆固醇有关。另外,电离辐射及石棉、滑石粉能影响卵母细胞而增加罹患卵巢癌的机会。④吸烟及维生素A、维生素C、维生素E的缺乏也可能与卵巢癌的发病有关。

49. 肉瘤是什么?

医学上所说的肉瘤是指间叶组织来源的恶性肿瘤,与上皮组织恶性肿瘤(Carcinoma,癌)和血液及骨髓的恶性肿瘤(血癌和恶性淋巴瘤)同属于恶性肿瘤病变。通常包括皮下纤维组织、脂肪、平滑肌、横纹肌、脉管、间皮、滑膜、骨、软骨等组织的恶性肿瘤。肉瘤的发生概率比癌症低,恶性肿瘤病变里约有1%是肉瘤。

50. 肿瘤扩散都有哪些方式?

肿瘤可能通过膨胀性生长、外生性生长和浸润性生长来扩大自己的领地,并向周围组织蔓延,晚期恶性肿瘤还会“漂洋过海”,通过淋巴管道、血液转移到身体其他部位，到新地方进行“安家落户”。

(1)直接蔓延：随着肿瘤的不断增大，癌细胞常连续不断地沿着组织间隙、淋巴管、血管或神经束衣侵入并破坏邻近的正常器官或组织，并继续生长。例如，胰头癌可蔓延到肝、十二指肠；晚期乳腺癌可穿过胸肌和胸腔蔓延至肺。

(2)淋巴道转移：肿瘤细胞侵入淋巴管后，随淋巴液转移到淋巴结，在淋巴结内生长形成转移瘤，这是常见的转移方式。区域淋巴结转移一般发生于原发瘤的同侧，也可偶尔到达对侧，位于身体中线的肿瘤可转移到一侧或双侧的淋巴结。

(3)血行转移：瘤细胞侵入血管后，随血液转移到全身各处称为血道转移。侵入人体静脉系统的瘤细胞，先转移到肺，再经心脏扩散到全身各脏器。消化道的恶性肿瘤常入侵门静脉系统转移到肝。血行转移是肉瘤转移的重要途径。

(4)种植性转移：是指胸腔及腹腔肿瘤侵破表面，瘤细胞像播种一样种植在体腔内器官表面，瘤细胞可脱落入浆膜腔，种植于邻近或远处浆膜面继续生长，并可引起血性积液及粘连。

不同的恶性肿瘤的主要转移方式是不同的。比如肝癌，其主要的转移方式是肝内转移，其次是血液转移；肺癌，主要是淋巴转移，其次是血液转移；宫颈癌，主要是直接蔓延，其次是淋巴和血液转移。

第2章

肿瘤的预防

1. 肿瘤能预防吗?

肿瘤能否预防取决于肿瘤发生的原因是什么。目前研究表明肿瘤的发生与不良生活习惯、环境污染等有关,也与遗传基因等内因有关。虽然目前我们无法完全避免外界环境致癌物的影响,但我们可以通过改变自己的不良生活习惯,注意饮食,控制体重,接种疫苗等来降低自己患肿瘤的风险。

2. 有没有癌症疫苗?

预防疫苗可以是预防某种与癌症密切相关的病毒,比如乙型肝炎病毒、人类乳头状瘤病毒和人类疱疹病毒等;也有针对一些癌症的特异表面抗原而研制出来的,很多癌细胞相对于人体是外来入侵物,在敌我识别时会被免疫系统(一些自然杀伤细胞和吞噬细胞)清除掉,但大部分是通过天然免疫完成的,即非特异性,在应对少量入侵时尚能应对,多了就需要后天免疫武器的支援,以特异清除某类/种敌人。

治疗性疫苗其实也是类似的,主要靠疫苗来训练一支特种部队,依靠细胞和体液免疫来特异清除体内已有的和即将出现的癌变细胞。当然此种疫苗也可以是针对其他病毒类疾病,比如 HIV 的治疗性疫苗。

其实各种疫苗就是利用人体免疫系统的可塑性/干性和记忆性,来帮助人体完成敌我识别和对战的前期理论训练。后面的实战效果如何就要看前期疫苗这个教练是否激发了免疫系统的全面潜力，能够让各种免疫武器协同作战，一举大破敌军来犯。

疫苗是一种十分重要的工具，只要研究者能找到疾病的敌方属性点，或者说可以利用到免疫系统的排他性，那么就能利用疫苗来发挥免疫系统的威力。

3. 癌症疫苗是万能的吗？

癌症疫苗是通过利用肿瘤细胞相关抗原，来唤醒人体针对癌症的免疫系统。

现上市的癌症疫苗只有几种，目前获得美国食品药品监督管理局（FDA）批准上市的疫苗只有宫颈癌疫苗和前列腺癌疫苗，其余大部分疫苗仍处在临床三期试验阶段。专家指出，无论如何，疫苗免疫治疗都不会取代传统治疗方法，绝对不会只有一种癌症治疗方法，疫苗并不是万能疗法，它们并不是对所有人、所有类型的癌症都起作用。

4. 肿瘤的十大危险警号是什么？

（1）发现不痛不痒的肿块：如乳腺、颈部或腹部的肿块，尤其是逐渐增大的。

（2）经久不愈的溃疡：身体任何部位，舌头、颊黏膜、皮肤等处没有外伤而发生的溃疡，特别是经久不愈者。

（3）疣或色素痣：突然增大或有破溃、出血、脱毛、刺痒或疼痛、色素加深。

（4）久治不愈的干咳或痰中带血、胸痛。

（5）持续性食欲缺乏、上腹不适或疼痛，或食管吞咽不适，或原疼痛规律突然改变，或长期消化不良、进行性食欲缺乏、消瘦而又未找出明确原因，进食时胸骨后闷胀、灼痛、异物感或进行性加重的吞咽不顺。

（6）腹胀不适，排便习惯突然改变或有便血。大便次数增加、干稀便交替、腹泻与便秘交替出现，应警惕肠癌。

（7）不明原因的发热、乏力、体重减轻、贫血。

（8）鼻塞、单侧头痛或伴有复视。

(9)排泄物带血:便血、无痛性血尿。

(10)分泌物增多:中年以上的妇女出现不规则阴道出血或分泌物(俗称白带增多)。绝经后阴道出血、绝经前阴道不规则出血,尤其是接触性出血(性交后出血),应警惕宫颈癌。

5. 肿瘤患者的高发年龄、性别是什么?

可能由于激素的影响及生活方式的差异,癌症在男性和女性间的分布表现出很大不同,除女性特有的癌症外,通常男性的癌症发病率都是高于女性的,尤以肺癌、肝癌、胃癌、食管癌为甚,除乳腺癌外女性比男性发病率高的只有胆囊癌和甲状腺癌。

任何年龄都可能罹患肿瘤,随着年龄的增长,发生肿瘤的危险性也愈大。

不同年龄阶段的人,好发的肿瘤种类也不同,以我国的统计资料为例,少年儿童期(0—14 岁)死亡最多的是白血病,其次是脑瘤、恶性淋巴瘤;青年期(15—35 岁)死亡最多的是肝癌和白血病,壮年期(35—55 岁)和老年期(55 岁以后)则以胃、食管、子宫颈、肝和肺等部位的肿瘤为主。

6. 喝瓶装水与肿瘤有关吗?

专家称长期饮用瓶装水易致癌,或许癌症与水并没有直接的关系,经常饮用经过包装、长期运输存放的水,在微生物的数量控制上不会有太大的问题,但瓶装水包装以后,水质里营养物质发酵,会产生亚硝酸盐、溴化物超标,这些物质就是致癌物。另外,瓶装水的氧缺乏,包装以后的水就停止了呼吸,对生命而言,水就只是液体而已,会慢性地损害细胞,故致癌一说也有一定的道理。

7. 长期吃方便面容易致癌吗?

方便面里的食品添加剂分别起着增色、漂白、调节胃口、防止氧化、延长保存期等多种作用,这些食品添加剂按规定都是可以使用的。因此,偶尔吃方便面是无关紧要的。所谓的方便面致癌说,主要是因为发现了油炸食品中含有致癌物丙烯酰胺,事实上,方便面中的淀粉经过油炸虽然会产生一定量的丙烯酰胺,但其含量远远低于世界卫生组织制定的安全剂量,不足以对人体的健康构成威胁。专家提醒,方便面虽然不会致癌,但是如果过多食用也会对我们的身体健康产生一定的影响,而且方便面营养单一,不能够满足人体需要。

8. 什么食物含有较多致癌物质?

(1)发霉的食物:谷类、花生、玉米、豆类受潮后易发生霉变,被霉菌(真菌)污染后会产生致癌物——黄曲霉毒素,是目前发现最强的肝癌致癌物。

(2)熏制及高温煎炸类食物:肉制品等富含脂肪的食物在高温烹调的过程中极易产生多环芳烃等致癌物,高温烹调淀粉类食物可产生丙烯酰胺等有毒有害物质。

(3)含食物添加剂的食物:过量使用食品添加剂,如硝酸钠和亚硝酸钠、糖精、香料等,不仅有毒素,还有致突变、致畸、致癌作用。

(4)高脂肪食品:膳食中的脂肪与癌症的发生亦有密切关系,世界上许多高脂肪膳食地区,结肠癌和乳腺癌的发病率较高。

(5)腌制食品:咸鱼产生的二甲基亚硝酸盐,在体内可转化为致癌物质二甲基亚硝酸胺。

(6)槟榔:临床已经证实嚼食槟榔是引起口腔癌的一个因素。

9. 哪些食物具有防癌作用?

研究表明,健康的饮食结构为水果、蔬菜、坚果、谷类、鱼、低脂乳制品和少量瘦肉。

目前,国际公认具有防癌抗癌作用的蔬菜依次是:红薯、芦笋、卷心菜、花椰菜、芹菜、茄子、甜菜、胡萝卜、荠菜、金针菇、雪里蕻、大白菜;水果依次是:木瓜、草莓、橘子、柑、猕猴桃、杧果、杏、番茄、西瓜等(表2-1)。

有人总结出防癌饮食八大原则:

(1)食物多样化:注意食物多样化,以植物性食物为主,应占每餐的2/3以上,植物性饮食应含有新鲜的蔬菜、水果、豆类和粗粮等。

(2)不吃烧焦的食物:烤鱼、烤肉时应避免肉汁烧焦。直接在火上烧烤的鱼、肉及熏肉只能偶尔食用。最好煮、蒸、炒食物。

表 2-1　抗癌蔬菜排行榜

序号	蔬菜	对癌症抑制作用的百分比(%)	序号	蔬菜	对癌症抑制作用的百分比(%)
1	熟红薯	98.7	11	金华菜	37.6
2	生红薯	94.4	12	荠菜	35.4
3	芦笋	93.7	13	苤蓝	34.7
4	花椰菜	92.8	14	芥菜	32.4
5	卷心菜	91.4	15	雪里蕻	29.8
6	菜花	90.8	16	番茄	29.8
7	西芹	83.7	17	大葱	16.3
8	茄子皮	74	18	大蒜	15.5
9	甜椒	55.5	19	黄瓜	14.3
10	胡萝卜	46.5	20	大白菜	7.4

(3)多吃淀粉类食物：每天吃 600～800g 各种谷类、豆类、植物类根茎，加工越少越好。要限制精制糖的摄入。食物中的淀粉有预防结肠癌和直肠癌的作用，高纤维饮食有可能预防结肠癌、直肠癌、乳腺癌、胰腺癌的发生。

(4)多吃蔬菜、水果：坚持每天吃 400～800g 各种蔬菜、水果，可使罹患癌症的危险性下降 20%，每天吃 5 种或 5 种以上的蔬菜和水果。

(5)不提倡饮酒：如饮酒，每天不宜超过一杯(相当于 250ml 啤酒、100ml 红酒或 25ml 白酒)，经常饮酒可增加患口腔癌、咽喉癌、食管癌等的危险。

(6)减少红肉摄入量：每天应少于 90g，最好用鱼和家禽替代红肉。红肉会增加结肠癌和直肠癌的发生危险率。同时要限制高脂饮食，特别是动物脂肪的摄入，应选择恰当的植物油(如橄榄油等)。

(7)限制腌制食品的摄入并控制盐和调料的使用：高盐饮食会增加胃癌的患病率。世界卫生组织建议每人每天食盐摄入量应小于6g。

(8)不要食用在常温下保存过久、可能受真菌毒素污染的食物。

10. 吃隔夜菜安全吗?

“隔夜菜”并不单指放了一夜的菜,菜品放置时间超过8～10小时就应该算隔夜了,久置确实会让食物中的有毒成分增加。导致食物中有毒成分增加有两个方面的原因:第一是因为食物中的化学物质产生了致癌物,如亚硝酸盐,即使加热也不能去除;另一个原因是在放置时受到了外来细菌的二次污染。因此,吃隔夜菜不安全。

11. 吃霉变的食物会患肝癌吗?

春季空气比较湿润,如果食物储存不当的话很容易霉变。很多人为了不造成浪费,将食物表面的霉变挖掉,继续食用剩下的部分。其实这种做法对身体是有很大伤害的,霉变的食物是很容易造成肝癌的。针对肝癌的发病原因,最主要的预防措施除了注射乙肝疫苗,减少乙肝病毒感染机会之外,还要注意饮用水和食品健康,不吃霉变的花生、谷物等。如果您是生活在肝癌的高发区,也应该警惕,并经常去医院检查。

12. 为什么吃腌制的食品易患食管癌?

腌制类食品在加工过程中会加入很多盐。盐分中含有杂质,如亚硝酸盐、硝酸盐等,可能产生如亚硝酸胺等有害物质。

在腌制的过程中,腌制食品易被细菌污染。如果加入食盐量少于15%,蔬菜中的硝酸盐可能被微生物还原成亚硝酸盐。腌制1小时后亚硝酸盐含量增加,2周后可达到高峰,并可持续2～3周。食用了这样的腌制食品,重者体内的亚硝酸盐在体内遇到胺类化合物时,会生成一种致癌物质——亚硝酸胺。因而常吃腌制类食品对身体不利,可诱发癌症。腌菜如腌制不好,菜内会直接含有致癌物质亚硝酸胺。多吃粗制不卫生腌菜,有潜在性致癌危险。

此外,腌制类食品中有较多量的硝酸盐和亚硝酸盐,可与二级胺合成亚硝酸胺,是导致胃癌的直接原因。

腌制的食物中常含有亚硝胺类化合物,其是一种很强的致癌物,并且亚硝胺是食管癌和胃癌的元凶。专家提醒,市民最好少吃腌制食品。

13. 吃素能防癌吗?

国外研究发现,素食者和肉食者相比,癌症发病风险较低。一方面与素食者摄入的植物性食物中含有大量抗癌营养素,如膳食纤维、矿物质等有关;另一方面也与素食者避免了肉类食品中潜在的致癌物有关。但需要注意,长期素食,有缺乏营养素的危险。因此,我们提倡的是多吃素少吃荤的平衡膳食习惯,即适量增加新鲜蔬果、粗粮、豆类、菌类食物的摄入,并减少红肉及加工肉的摄入。

14. 蔬菜生吃好还是熟吃好?

研究发现,生、熟蔬菜均可以降低癌症风险,但是生的蔬菜防癌效果稍好于熟的蔬菜。在我国,一般来说蔬菜都要经过烹调后食用。大部分烹调方法会降低蔬菜中营养素的含量,降低的程度因烹调方法和蔬菜所含营养素成分的不同而异,其中维生素 C、叶酸、B 族维生素等水溶性维生素受烹调的影响损失较大,而一些脂溶性维生素及植物化合物,如胡萝卜素、番茄红素等在烹调后反而可增加其生物利用度。生吃蔬菜由于体积大,很难保证摄入足够的数量,而熟吃则可以多进食一些蔬菜,因此,蔬菜不能盲目认为生吃就好,生熟搭配吃最好。

15. 多吃菌类的食物可以防癌吗?

研究表明,菌类有一定的抗癌作用,菌类菇中含有多糖物质和干扰素诱导剂,能抑制肿瘤。香菇对胃癌、食管癌、肺癌、宫颈癌有一定的疗效。金针菇也具有同样的功效,对肿瘤有抑制作用。猴头菇对胃癌有疗效,可延长病人的生存期,提高免疫力。银耳对癌瘤有抑制作用。近年来发现茯苓中 90%的 B 茯苓聚糖可增强免疫功能,有抗癌瘤的作用。

关于食物防癌的研究大都是在正常饮食的基础上得出的结论,食物的抗癌作用是建立在多种营养素协同作用的基础上,过多摄入某种食物来抗癌并没有科学依据,而过量使用某种食物或单一的营养素片不仅会破坏体内的营养平衡,还可能产生一定的副作用。因此,不管从营养还是食品安全的角度,专家们都提倡膳食首先要平衡和多样化。当然，在此基础上，适量增加新鲜蔬果、菌菇类、豆类、粗杂粮等食物的摄入则可以起到一定降低癌症风险的作用。

16. 吃补品可以预防癌症吗？

保健品作为一种单一成分对身体有补养作用的物品，短期服用或许对身体有好处，但专家报告发现，大量吃高营养的补品可以增加不同癌症的风险。对于癌症的预防，目前世界公认的防癌方法只能说是避免接触或食用某些不健康的食物。一般情况下，最好的营养来源是食物和水，而不是膳食补充剂。营养丰富的食物中含有身体健康所必需的物质，如纤维素、维生素、矿物质和植物素。研究表明，补品可以打破体内营养物质的平衡，因此为了降低患癌症的风险，应选择均衡、多样化的饮食，而不是吃补品。

17. 久坐不动易患癌吗？

对久坐生活方式的人来说，很可能发生体重增加、超重或肥胖，而超重或肥胖则是某些癌症的可能病因。研究表明，低水平的身体活动可能是结肠癌、乳腺癌（绝经后期）和子宫内膜癌的病因。

人体免疫细胞的数量随活动量的增加而增加，久坐的人体内免疫细胞减少，大大增加患癌概率。有数据显示：胃癌患者大多平时吃得太饱和久坐不动；久坐的人比常运动的人患结肠癌的可能性高40%～50%，男性还易罹患前列腺癌。

加拿大阿尔伯塔省卫生服务与癌症保健中心新研究发现，每年发生的近 160 000 万例乳腺癌、结肠癌、前列腺癌和肺癌都与缺乏运动有关，但其中仅有 2/3 是吸烟所导致的。

专家建议，工作中应养成定时起身走动的习惯，在家中也应该多活动身体。

18. 适当的锻炼可以预防肿瘤吗？

大量的研究表明，适当的运动能够有效预防癌症。当然，日常生活中，并不是每天去健身房才会受益，简单的体育锻炼如散步、慢跑等，也可以有效地预防癌症的发生。此外，适当的运动能够增强机体的免疫功能，促进机体的新陈代谢，延缓细胞衰老，减少细胞癌变，从而产生强大的抗癌效果。适当的运动还可以放松心情、缓解压力，从而保持身心健康。基于以上各方面原因，世界癌症研究基金会号召人们每天进行至少半小时的适当运动来预防癌症。

19. 压力大与肿瘤的发生有关吗？

压力大与肿瘤是否有直接关系，目前没有定论。多数临床专家认为，不良情绪可能是癌症发生的“活化剂”，而压力大恰恰会引起人们情绪的波动，激起内心无法排解的悲哀、愤怒和长期的消极抑郁，而这些不良情绪会造成人体的免疫力下降，为癌细胞生长扩增提供了“温床”，因此，压力大可能会促使癌症的发生或增加患癌的风险。

20. 肿瘤的发生与内分泌功能紊乱有关吗？

大量临床观察和动物实验表明，内分泌功能的紊乱和失调可能是多种癌症发生的内在因素。内分泌腺能分泌一种叫作激素的特殊化学物质，激素进入血液，通过血液循环到达身体各部，具有刺激和调节人体生长发育、生殖等多种生理功能的作用。正常情况下，内分泌功能的自我调节能力和神经系统的调控能力，总是处于一种相对平衡的状态，但是在某些因素的作用下可能会发生内分泌功能紊乱、激素失调，从而导致某些组织的细胞发生癌变。

21. 情绪与肿瘤的发生有关吗？

临床专家认为，不良情绪可能是癌症发生的“促发剂”，90％以上的肿瘤患者与心理、情绪有直接或间接的关系，精神创伤、不良情绪都有可能成为患癌症的先兆。消极的情绪会影响到人体多个系统：如果长期不愉快或失望，会抑制胃肠运动，从而影响到消化功能；焦虑和愤怒会使肾上腺皮质类固醇等内分泌激素增加，导致人体的心率加快、血压升高，使胃肠蠕动减慢。一旦拥有这些负面的情绪，则使机体从抗癌抑癌状态转向致癌状态。

22. 紫外线可以诱发肿瘤吗？

过度的紫外线辐射对人体是有害的，流行病学调查结果显示：紫外线长期照射可能与皮肤鳞状细胞癌、皮肤基底细胞癌、黑色素瘤的发病相关。主要原因是紫外线照射后可引起细胞 DNA 中形成嘧啶二聚体。也有人认为紫外线照射后可引起细胞 DNA 断裂、交联和染色体畸变，紫外线抑制皮肤的免疫功能，使突变细胞容易逃脱机体的免疫监视。

因为长波和中波紫外线能穿透皮肤表皮，损伤到深层的基底细胞，如果细胞DNA受损，发生错误的无限制修复，则会引起原癌基因和抑癌基因的突变；同时，紫外线也破坏了淋巴细胞表面的活性抗原结构，降低了机体的免疫功能，在其他促癌因素的共同参与下，导致皮肤癌的发生。

紫外线对皮肤的损害是累积的，即使表面没有被晒伤，但若长年累月在户外接触阳光，皮肤组织就会受损。若儿童时受损，成年后仍继续任意暴晒，累积到一定程度，便会令本已受损的细胞发生癌变。

23. 电离辐射可以致癌吗？

电离辐射是最主要的物理性致癌因素，长期接触镭、铀、钴、锶等放射性核素可引起恶性肿瘤。电离辐射对生物靶损伤的机制主要是产生电离，形成自由基，自由基的性质非常活泼，可以破坏正常分子结构而使生物靶损伤，表现为多种染色体畸变，从而形成癌。

24. 与辐射有关的肿瘤有哪些？

临床上最常见的与电离辐射有关的肿瘤有：皮肤癌、白血病、甲状腺癌、肺癌、乳腺癌、骨肿瘤、多发性骨髓瘤和淋巴瘤、颅内肿瘤等。

25. 电磁波可以致癌吗？

世界癌症研究组织把电磁波致癌分为有致癌性、可能性高、可致癌三级，从统计来看，电磁波有致癌可能的证据是清楚的，但目前动物实验的证据尚不足。

X射线、伽马(γ)射线属于高能电磁辐射，能够直接破坏人体内分子的分子结构，包括蛋白质、DNA等的结构，从而引起人体发生病变，并且会引起各种癌症。

若高能电磁辐射对人体的伤害尚未来得及自我修复之前再次受到辐射的话，其伤害程度就会发生累积，久之会成为永久性病态或危及生命。对于长期接触高能电磁波辐射的群体，即使功率很小，频率很低，也会诱发想不到的病变，应引起警惕。

有科学家经过长期研究证明：长期接受电磁辐射会造成人体免疫力下降、新陈代谢紊乱、记忆力减退、提前衰老、心律失常、视力下降、听力下降、血压异常、皮肤产生斑痘、粗糙，甚至导致各类癌症等；男女生殖能力下降，妇女易患月经紊乱、流产、畸胎等症。但是暂时未经实验证明，也无大规模的数据统计证实存在必然联系。

26. 装修污染与肿瘤发生有关吗？

检测空气质量时发现新装修的室内空气超标最严重的是甲醛和苯，以及挥发性有机物，一般超标2～3倍。长期接触低剂量甲醛可引起慢性呼吸道疾病，引起鼻咽癌、结肠癌、脑瘤、妊娠综合征；引起新生儿染色体异常、白血病。

如果家里的装修材料不合格，造成装修污染时，会散发出各种有毒有害气体，如建筑材料花岗岩、碱性岩等石料易散发出氡气，会蓄积在我们的肺部，不断衰变造成长期内辐射，从而诱发肺癌。此外，建筑装饰中使用的化工原材料中含有大量的苯，吸入后可引起急性苯中毒或慢性苯中毒，后者可出现造血障碍，引起再生障碍性贫血、全身血细胞减少症和白血病。

27. 目前哪些肿瘤对人们健康危害最大？

《全国第三次死因调查(2004—2005)》和《2015年中国肿瘤登记年报》的报告显示，居于恶性肿瘤发病第一位的是肺癌，其次为胃癌、结直肠癌、肝癌和食管癌。前十位的恶性肿瘤占了全部的76.39%，其中女性乳腺癌发病最多。病死率排第一位的仍是肺癌，其次为肝癌、胃癌、食管癌和结直肠癌。

28. 吸烟致癌的危险性有多大？

研究表明，每天吸烟越多、吸烟史越长的人，患病的概率也就越大，开始吸烟的年龄越轻，危害也越大。吸烟不仅容易引发肺癌，还会诱发口咽、膀胱、食管、胰腺、宫颈、肾、骨髓等多种部位的癌症。被动吸烟对人体的危害同样不容忽视，被动吸烟对成人也容易引发癌症。

29. 家庭中常见的致癌物质有哪些？

(1)室内空气污染：①二手烟，家庭中有一个人吸烟，就会威胁所有家庭成员的健康，使他们肺癌发病风险大大增加；②厨房油烟；③不环保的居室装修，人的一生有一半的时间是在家庭居室内度过，检测空气质量，发现新装修的室内空气超标最严重的是甲醛和苯，以及挥发性有机物，一般超标 2～3 倍。长期接触低剂量甲醛可引起慢性呼吸道疾病，引起鼻咽癌、结肠癌、脑瘤、妊娠综合征，以及新生儿染色体异常、白血病。

(2)染发剂和化妆品：目前市场上出售的染发剂含有酚类等有害物质，具有致突变性和致癌性。有研究表明，染发剂的使用可能会增加患霍奇金淋巴瘤、白血病和多发性骨髓瘤的风险。某些化妆品可能也会增加癌症发病风险，如丰乳膏大多含有雌激素，指甲油、美发喷雾剂含有类激素样物质，经常使用可能会增加女性患乳腺癌的风险。

(3)防蛀剂：如樟脑丸、卫生球等，原料为萘或二氯苯，均有一定的致癌性。

(4)香味文具、涂改液、不合格的儿童玩具：涂改液和带有香味的文具中不同程度的含有苯、甲醛等有毒化学物，经常使用可能会引发血液系统疾病。

(5)废旧报纸、废电池：报纸的油墨中含有一种叫多氯联苯的物质，还含有铅、铬、汞等金属元素，均有一定的致癌性。废电池(尤其是含汞电池、镍铬电池)中含有汞、镉等有害物质。

(6)有毒的塑料：人们在日常生活中，经常用塑料袋装服装、食品、垃圾等。市面上用来装食品的塑料袋由聚乙烯制成，是无毒的，而由聚氯乙烯制成的塑料袋则是有毒的，不能用来装食品。有毒塑料袋的主要毒物为氯乙烯单体，是有毒的物质。氯乙烯单体可由呼吸道、消化道、血液侵入人体内。中毒时出现眩晕、头痛、定向力障碍、判断力差，有酒醉感觉，还可有全身发麻、胸闷痛、咳嗽、多痰，严重者可引起肺水肿、肝损害。据有关资料介绍，氯乙烯单体可引起肝血管瘤及呼吸道肿瘤，对眼、皮肤均有刺激作用。据悉，有颜色的塑料袋九成不合格，不能用来装食物，特别是黑色的塑料袋。

(7)其他：食品添加剂包括防腐剂、食用色素、香料、调味剂及其他添加剂，有促癌作用；洗涤剂、糖精有潜在的致癌危险；农作物中的农药残留如有机氯类及有毒化肥等都会使人得癌症；大米加工后外面覆有滑石粉，其化学性质与结构都与石棉纤维相似，可引起呼吸道的癌症。

30. PM 2.5 与肺癌有关系吗？

PM 2.5 是对悬浮在空气中直径≤2.5μm 的颗粒物的总称，又称细颗粒物，主要来源于燃煤、机动车尾、建筑施工扬尘、秸秆燃烧等。PM 2.5 后面的数值表示空气中每立方米含细颗粒物的重量，数值越高表明污染越重。细颗粒物上经常吸附有各种有毒有害的物质，这些有毒颗粒直接被吸入肺部并接触肺泡上皮，诱发化学反应造成 DNA 的损伤，所以肺是受 PM 2.5 影响最严重的脏器。美国的一项研究显示，PM 2.5 每升高 10 个单位（$\mu g/m^3$），肺癌的死亡风险就会增加 27%。

31. 糖尿病会增加罹患肿瘤的风险吗？

流行病学研究发现糖尿病和各种类型的癌症在统计学上呈正相关。近年来相关分析结果表明，糖尿病对肝、胰腺、子宫内膜等部位癌肿的发生率影响最大，而对结直肠癌、乳腺癌、膀胱癌的影响相对较小。

因此，糖尿病患者需要更加重视肿瘤的预防，一定要重视血糖的控制，并从建立健康的生活方式着手，改变不良饮食习惯，多吃粗粮和蔬菜、水果，规律运动，控制体重，并辅以降糖药控制血糖。

32. 母乳喂养有助于母亲预防乳腺癌吗？

一项新的研究表明，对孩子母乳喂养的时间长短是影响妇女乳腺癌发病概率的重要因素，甚至超过了遗传因素。这项研究发现，妇女如果坚持母乳喂养超过 6 个月以上，就可以降低患乳腺癌概率 5%，即使她们有乳腺癌的家族病史。

33. 乳腺增生需要治疗吗？

乳腺增生是体内内分泌紊乱，激素分泌不均衡引起的，主要是雌激素分泌异常增多，孕激素相对减少，对乳腺的保护作用下降，所以产生乳腺结构的异常。乳腺增生表现为乳腺的实质和间质增殖，是一种非肿瘤、非炎症的乳腺结构紊乱。乳腺增生有很多类型，有的完全是生理性的，不需特殊处理也可自行消退，如单纯性乳腺增生症；

有的则是病理性的，需积极治疗，尤其是囊性增生类型，由于存在癌变的可能，不能掉以轻心。

70%～80%的育龄妇女都有不同程度的乳腺增生，但是大部分属于单纯性的乳腺增生，表现为乳房胀痛、肿块，同时随着月经周期的变化而变化，月经结束后雌激素水平下降，乳房不适症状明显减轻，肿块减小，这种情况一般不会癌变。但是有一种乳腺增生就是病理上说的囊性乳腺增生病，这种增生的腺泡导管末端高度扩张形成囊肿，乳腺导管上皮细胞可呈乳头状增生，导管内形成乳头状瘤，属于癌前病变。在囊性增生的基础上容易出现非典型增生，中重度的非典型增生癌变的机会会明显增加，囊性增生合并非典型增生有3%～4%的比例会发生癌变，其他单纯性增生基本不会癌变。

34. 乳腺癌与避孕药有关吗?

专家认为，口服避孕药确实会略微提高近期乳腺癌风险，但考虑到青年女性中乳腺癌的发生率较低，因此在此基础上增加50%的发病风险并不意味着发病人数会增加很多。并且，在停药之后，乳腺癌的发病风险也会逐渐恢复。

35. 如何进行乳腺自查?

站在镜前，两手上举过头或自由垂下，观察两侧乳房形状是否平整对称，有无凹凸不平；乳房是否有糜烂、分泌物和皱缩。仰卧，左肩稍垫高，左手放在头上，然后伸出右手，以乳房内侧与乳房为中心，触摸左侧乳房各部分，注意有无硬结、肿块、疼痛点，尤其注意上外侧部分。触摸时注意手要平面移动，不要将乳房捏起，以免造成假象。以同样方法用左手触摸右侧乳房。注意触摸双侧腋窝和锁骨上窝有无肿大的淋巴结。

正常的乳腺组织柔软疏松，手感像口唇；小叶增生组织摸上去像鼻头，有点韧但很有弹性；乳腺癌的肿瘤包块，摸起来像额头，硬硬的，而且不易推动。

如果乳腺自查发现异常，应尽快找经验丰富的乳腺专科医生检查。

36. 体重骤减是好事吗?

科学的瘦身方法是给予积极运动搭配合理膳食，只有多运动，少吃饭,避免久坐不动,长期坚持才能健康减肥。但是如果在短时间内,体重一下减轻很多,我们就要注意是不是身体出现了问题。依据临床经验,体重骤减隐含着诸多不易察觉的疾病,常见的有甲状腺功能亢进症(甲亢)、糖尿病等代谢性疾病,还有结核病、消化系统疾病和恶性肿瘤等。所以,大家一定要关注自身的体重,如果一段时间内体重发生明显的变化,一定要及时去正规医院接受检查,警惕癌症的发生。

37. 定期体检能够帮助发现早期肿瘤吗?

定期体检是早期发现癌症和癌前病变的重要途径。坚持定期体检,尤其高危人群有针对性地进行肿瘤筛查,是早期发现肿瘤的有效办法。定期体检能帮助实现肿瘤早诊早治,对提高患者生存率至关重要。

38. 哪些人应该定期做胃镜检查?

专家建议,年龄在 40 岁以上,有以下情况之一者,建议定期做胃镜检查,有助于发现早期胃癌或食管癌:一级亲属中有食管癌或胃癌患者,长期反复有反酸或胃灼热(烧心)症状、慢性萎缩性胃炎、慢性胃溃疡病史、胃息肉病史、胃部分切除术后、胃肠上皮化或胃黏膜异型增生。根据胃镜下症状,可于肿瘤专科医院就诊决定复查频率。胃癌根治术后患者,应至少每年复查胃镜。

39. 哪些人应该定期做肠镜检查?

有以下情况之一者,需要做肠镜检查:排黑粪、血便或大便隐血阳性,排便习惯改变如慢性腹泻或长期便秘,一级亲属有大肠癌病史,本人有肠息肉病史。肠癌术后患者,特别是伴有结直肠息肉患者,应于术后半年至 1 年复查肠镜,如未见息肉等异常情况,可每 3 年复查,如有息肉,需行切除术,并于 1 年后再次复查。

40. 肿瘤普查与普通体检有区别吗?

普通体检可了解受检者的一般健康状况及脏器功能,并可发现口腔、甲状腺、淋巴腺等体表肿瘤,但不能发现内脏器官的早期癌症。

肿瘤普查是针对某一种癌症的专业性的特殊检查,需定期重复进行,主要目的是降低癌症病死率。

41. 什么是肿瘤筛查，有什么意义？

肿瘤筛查是指在健康状况下或没有任何症状的情况下进行的一系列有针对性的医学检查，这些检查的意义在于早期发现癌症和癌前病变，为治疗并治愈提供有利条件，使肿瘤造成的病死率下降。体检中各项血液检查指标、B超、X线、肛门直肠指检，以及妇科体检中的巴氏涂片、乳腺钼钯摄片等，都是常用的筛查肿瘤的方法。

42. 以前患有肺结核就一定会发生肺癌吗？

以前患有肺结核不一定会患肺癌，肺结核是结核分枝杆菌引起的慢性传染病，是全身结核病的肺内症状，而肺癌属于上皮细胞癌变后形成的与吸烟、大气污染和免疫功能低下有关的肿瘤性疾病。但是肺结核对肺部造成慢性损害，影响了支气管黏膜上皮的正常功能和机体的免疫抗病毒状态，对肺癌的发生有间接的促进作用，肺结核钙化的病灶、结核性瘢痕、陈旧性空洞壁及其支气管、肺泡上皮细胞增生、增殖等与肺癌的发生有一定的关系。人患肺癌的致癌潜伏期很长，一般需要 10～30 年，年轻时患有肺结核，治愈后肺部出现钙化灶，有些病人到老年后又患肺癌，临床上经常发现陈旧性肺结核合并肺癌的病例。

43. 哪些肿瘤可以进行自我检查？

常见的肿瘤像胃癌可出现胃灼热、积食、食欲差等症状；食管癌可出现进食和喝水时胸内阻塞感；结肠癌、直肠癌等可出现便秘和稀便交替反复，大便内血液和黏液混杂；肺癌、喉癌可出现长期咳嗽，痰中带血；舌癌、皮肤癌可出现长期难以治愈的溃疡；子宫癌可出现白带不断，异常子宫出血等症状；乳腺癌可在乳房触及比其他部位更硬的肿块；肾癌、膀胱癌、前列腺癌可出现排尿困难、尿中混有血液等。出现如上症状，应警惕肿瘤的发生，及时去医院确诊。

44. 甲状腺癌与接触放射性物质有关吗？

在甲状腺癌的病因学研究中，放射性射线致癌成为甲状腺癌最为明确的病因。一般认为只对 15 岁之前的青少年造成影响，而 15 岁之后则不受其威胁。放射性核物质主要通过大气、水和生物链对环境和人类造成影响，其中放射性烟云所含物质（主要是碘和铯）对人类的影响，一方面来自其所致的低剂量外照射，另一方面来自人体摄入放射性物质污染的食物和水后产生的内照射，后者作用时间更长，对人体影响更甚。如果饮用受污染的水或食用受污染的食物，部分放射性元素将沉积在人体内，导致机体的细胞在基因水平上发生改变，改变的细胞在再生过程中产生一些亚克隆细胞，进而发生癌变，而且此类癌症诱发的概率与所接受的剂量成正比。

有统计显示：约有9%的甲状腺癌与射线暴露、接触史有关。辐射剂量与发生甲状腺癌的风险呈线性增长。

45. 肝癌的高危人群有哪些？

世界卫生组织发表的《全球癌症报告2014》显示，中国新增癌症病例高居世界第一位，其中肝癌的新增病例和病死人数均居世界首位。目前我国肝癌的发病率约为25.7/10万，成为病死率仅次于胃癌、肺癌的第三大恶性肿瘤。

肝癌早期症状隐蔽，许多患者早期几乎没有任何症状，一旦出现明显肝癌症状时，多已是中晚期。因此做好肝癌的预防工作能有效降低肝癌患者的病死率，大大提高患者的生存时间。

肝癌高发人群包括：①慢性乙型、丙型肝炎患者和肝炎病毒携带者；②40岁以上男性或50岁以上的女性；③有长期嗜酒史和糖尿病病史人群；④临床诊断为肝硬化者；⑤有肝癌家族史者。

46. 宫颈癌可以预防吗？

宫颈癌是可以预防的，应从以下日常生活中加以注意。

(1)不吸毒，不吸烟，不酗酒。

(2)勤洗手，饭前饭后、大小便后要洗手。

(3)注意性卫生，平时应注意外阴及内裤的清洁，注意经期卫生。

(4)保持干净的生活环境：有性生活的女性应该保持干净清爽的床单。

(5)改变不良的生活方式：高脂肪、高热量的食物加上缺少运动，对人们的身体健康非常不利。

(6)日常要穿着透气、宽松的纯棉内裤，防止真菌(霉菌)的生长。

(7)多食蔬菜及水果，各类生菜、深绿色蔬菜及水果，也对不同癌症有预防效果。

47. HPV阳性一定会患宫颈癌吗?

人类乳头瘤病毒(human papilloma virus,HPV)是一种嗜上皮性病毒,有高度的特异性,已知 HPV 可引起人类良性的肿瘤和疣,如生长在生殖器官附近皮肤和黏膜上的人类寻常疣、尖锐湿疣以及生长在黏膜上的乳头状瘤。像乙肝病毒一样,HPV 也是一种 DNA 病毒。

尽管宫颈癌的癌前病变,约 90%都可以查到 HPV 阳性,但并不是说感染了 HPV 之后,就注定了宫颈癌的宿命。只有极少数高危型 HPV 和宫颈癌相关,而且大部分女性自身的免疫系统能够战胜病毒,属于一过性携带。持续存在的 HPV 才会侵蚀正常的宫颈细胞,导致细胞非典型增生,进而发展为宫颈癌。

48. 哪些人容易患子宫内膜癌?

(1)围绝经期及绝经后女性:子宫内膜癌的好发年龄是 50—69 岁,平均 60 岁,多见于围绝经期及绝经后女性。

(2)初潮早及绝经延迟者:12 岁以前月经初潮及超过 55 岁绝经者发病概率增加。

(3)肥胖女性:子宫内膜癌的发病风险随体重指数的增加而增加。

(4)高血压患者:高血压是子宫内膜癌的高危因素之一。高血压患者患子宫内膜癌的风险是正常人的 15 倍。

(5)糖尿病或糖耐量异常者:患子宫内膜癌的风险比正常人群增加 28 倍。

(6)未育女性:未生育过的女性占子宫内膜癌患者的 21%。

(7)内源性雌激素水平增高:如患有多囊卵巢综合征、卵巢肿物等,分泌较高水平雌激素,可致月经不调、子宫内膜增生和子宫内膜癌。

(8)外源性雌激素的应用:服用外源性雌激素的妇女患病风险增加,为普通人群的 2～10 倍。

(9)乳腺癌、遗传性非息肉性结/直肠癌等家族史者。

49. 为什么卵巢癌不容易被早期发现呢？

卵巢癌之所以难被早期发现主要有三方面的原因。①目前缺乏可靠地普查措施，对卵巢癌的早期发现主要依赖于对高危人群的定期筛查。②卵巢癌的症状常是模糊的，容易与其他疾病症状相混淆。如卵巢癌的症状之一是胃肠道不适，病人几乎都因腹胀、胃纳不佳、饮食减少或明显消瘦而就医，但这些症状类似于一般的消化系统症状和胃肠功能紊乱，很多时候并不引人重视，很多医生也对此非常忽视。③警惕性不够高，因为卵巢癌相对少见，常导致诊断延误。

50. 色素痣会转为癌吗？

绝大多数色素痣是良性的，对身体健康没有任何影响。癌变色素痣都是少数的色素痣。如果出现以下症状应引起重视。

(1)色素痣一般出现在从出生到 30 岁期间。30 岁以后出现新的色素痣，则应引起怀疑。

(2)色素痣反复感染、体积或面积明显迅速增大。

(3)色素痣经常出血，表面有痂片形成或发生溃疡。

(4)色素痣局部发生疼痛、灼热或持续瘙痒。

(5)色素痣周围有炎性红晕，周围出现点状卫星痣。

(6)色素痣原有的毛发突然脱落，颜色迅速加深、变黑或周围出现炎性红晕。

这些症状都是一些常见的色素痣癌前的症状，如果出现这些症状要及时就诊，以免耽误治疗时机。

第3章

肿瘤的诊断

1. 体检中发现的肿块该如何判断？

体检中发现肿块，应根据肿块的部位、性质来判断。

（1）关节附近的肿块：可能为腱鞘或囊肿，通常为平滑的肿块，不与皮肤相连，出现于手腕背侧、足背、膝盖或足踝部外侧，可能会没有疼痛感，但会有不适感。有的腱鞘囊肿会自然消失，或进行手术人工切除。

（2）上身出现肿块：可能为脂肪瘤，通常这类肿瘤生长缓慢，可见于肩部、大腿和躯干处，都是良性脂肪组织构成，无疼痛感，简单进行手术切除即可。

（3）颈部肿块：可能为良性或恶性肿瘤，炎症、炎性肿块可有红、肿、热、痛；恶性肿块一般质地坚硬、固定，表面多不光滑呈结节感，无压痛，多来自甲状腺。恶性肿瘤占有相当高的百分比，一定不能忽视，及早找专科医师检查。

（4）胸部肿块：可能为良性纤维瘤或者囊肿，但不排除恶性的可能。90％胸部肿块是良性的，通常都可以治愈，纤维瘤可手术切除。

2. 体表淋巴结增大与肿瘤有联系吗？

体表淋巴结主要分布于枕部、颌下、颈部、锁骨上、腋下、肘部、腹股沟等处。正常情况下淋巴结很小，不易摸到，但颌下和腹股沟部常可扪及细小的淋巴结，如豌豆大，质软、可滑动、无压痛的淋巴结仍属生理现象。故判断是否为淋巴结增大时，除应注意其大小外，同时尚应注意其数目、硬度、有无压痛、活动度、有无粘连及局部皮肤有无红肿、瘢痕、瘘管等；并同时注意寻找引起淋巴结增大的原发病灶。

淋巴结增大有多种原因，首选考虑炎症，其次考虑结核及恶性病变等。建议患者根据临床表现到医院做相关检查，首选检查是彩超，只有清楚淋巴结的性质，明确了病因才能更有针对性的治疗。必要时可以做淋巴结活检来明确其性质。

恶性淋巴瘤、白血病、浆细胞肿瘤、其他部位肿瘤转移一般都有体表淋巴结增大的临床表现，因此，体表出现无痛的淋巴结增大不要忽视。

3. 为什么癌肿有时候找不到原发部位？

原发灶不明性转移性癌肿是一类经活检证实但找不到原发部位的转移性恶性肿瘤。由于病灶较小、部位隐匿或位于黏膜下等原因而不易发现；有些肿瘤的生物学行为较恶劣，较早发生转移，因此不易找到原发灶。临床可通过多次穿刺进行局部组织的病理分析，通过 PET-CT 等手段进行确诊。

4.“早期恶性肿瘤”的定义是什么？

早期恶性肿瘤一般指侵犯程度不深、体积不大并且没有转移的恶性肿瘤。早期恶性肿瘤一般没有明显症状，是很不容易发现的。

5. 肿瘤早期的症状有哪些？

如出现以下症状，应警惕是否患有肿瘤。

（1）久治不愈的干咳或痰中带血，伴有胸痛，有长期吸烟史，应怀疑是否患有肺癌。

（2）妇女出现阴道不规则出血或白带增多，伴有血性或恶臭时，应怀疑有无宫颈癌。

（3）消瘦、长期消化不良、肝区疼痛、大便发黑等，应怀疑有无肝癌、胃癌。

（4）乳房出现无痛性的实硬肿块，或乳头排出血性液体时，应考虑有无乳腺癌。

(5)鼻塞、鼻出血(鼻衄),尤其是单侧鼻出血,应注意有无鼻咽癌。

(6)吞咽食物时有梗阻感,胸骨后闷胀或胸骨后有烧灼感,应怀疑有无食管癌。

(7)发热、贫血、出血,是白血病(血癌)的常见症状,应及时行化验检查以确诊。

(8)对于身体任何部位出现肿块都应特别注意,例如颈部肿块应注意是否为甲状腺癌、淋巴瘤或淋巴结转移癌。

(9)排泄物带血:经常性大便带血,或大便习惯改变,要警惕肠道癌症,例如结肠癌;血尿,尤其是无痛性血尿时,要想到泌尿系癌症的可能。

(10)身体任何部位的黑痣,如有突然增大、变色,破溃出血时,要想到恶性黑色素瘤。

以上症状是常见癌症的一般信号,但不一定就是癌症,需要及时到医院检查确诊。

各部位肿瘤早期信号提示见表3-1。

表3-1　21种癌症早期信号

序号	部位	癌症名称	早期信号
1	头部	脑癌	头痛、呕吐、视力障碍
2		鼻咽癌	反复出现血性鼻涕
3		喉癌	顽固性声嘶
4		舌癌	舌头有硬块或溃烂不愈
5		甲状腺肿瘤	随吞咽活动的颈部肿块
6	胸部	乳腺癌	无痛性乳房肿块
7		食管癌	进行性吞咽困难
8		肺癌	胸痛、咯血、持续性咳嗽

续表

序号	部位	癌症名称	早期信号
9	腹部	胃癌	中年以后发生胃病或固有的长期胃病治疗无效
10		结肠癌	大便习惯改变伴便血
11		直肠癌	大便异常或不明原因的血便
12		肝癌	具有长期肝病病史者病人出现进行性肝痛
13		胰腺癌	腰背部疼痛伴进行性消瘦
14	泌尿生殖系统	宫颈癌	不规则阴道出血或血性白带
15		膀胱癌	无痛性血尿
16		睾丸癌	睾丸肿大且质硬
17		阴茎癌	阴茎溃烂不愈
18	血液系统	急性白血病	不明原因的高热、苍白、出血
19		慢性白血病	进行性苍白和脾大
20		多发性骨髓瘤	贫血、发热、多处骨骼疼痛
21		淋巴瘤	不明原因的淋巴结肿大

6. 什么是组织活检？

组织活检又叫活体组织检查，亦称外科病理学检查，简称“外检”，是指因诊断、治疗的需要，从患者体内切取、钳取或穿刺等手段取出病变组织，进行病理学检查的技术。该检查是诊断病理学中较为重要的部分，对绝大多数送检病例都能做出明确的组织病理学诊断，临床上作为临床的最后诊断。

7. 什么是肿瘤的细胞学检查？

肿瘤的细胞学检查是由于恶性肿瘤细胞比正常细胞容易从原位脱落，可用各种方法取得瘤细胞或组织颗粒，鉴定其性质。例如，用浓集法收集痰、腹水、胸腔积液或冲洗液等的细胞；用拉网法收集食管和胃的脱落细胞；用印片法取得表浅的瘤体表面细胞；用穿刺法取得比较深在的肿瘤细胞。

8. 肿瘤组织病理切片对确诊肿瘤有什么意义?

组织病理切片是用人体组织经过一系列的物理和化学处理制成病理切片,在显微镜下对疾病做出病理诊断,如诊断为良性或恶性肿瘤,或是炎症,或是其他疾病等。由于其诊断准确性可达95%以上,能客观反映疾病的真实情况,因此对疾病的诊断、治疗和预后有十分重要的参考价值。

9. 什么是肿瘤诊断性手术?

肿瘤诊断性手术是手术切取组织活检或切除器官、组织活检,做出确切诊断。活检的指征、禁忌和实施方法,随拟取样组织而异,淋巴结、皮肤、肝、肺、血供丰富的肉瘤等均不同。

对诊断不明的且现有的诊断技术尚无法确诊时,应考虑行诊断性手术。包括小肿瘤的切除活检、大的肿物切取活检或穿刺活检;对深部或胸、腹、颅内者常需开胸、开腹、开颅手术,发现肿瘤后活检证实,如可能立即进行治疗性手术等。

10. 肿瘤患者做全身体检的目的是什么?

肿瘤患者的全身检查通常包括:影像学检查,如CT、PET、MRI等,能评价放、化疗以及其他治疗的疗效情况,确定病变是好转、稳定还是进展,为下一步治疗提供必要帮助。各种血液、组织液检查,能保证肝肾功能的正常,同时使化疗顺利进行,减少和避免继发性感染。

11. 肿瘤患者为什么要定期复查?

肿瘤经早期治疗后,一般都能获得较满意的效果,很多患者可以康复甚至恢复工作。但治疗后即使身体状况良好者,因体内仍可能有残存的少量瘤细胞,条件合适时,还可能“卷土重来”。因此,为防止肿瘤复发,巩固治疗效果,保证康复,定期复查就显得非常重要。一般说来,肿瘤患者治疗结束后应按医生的要求在第1年每隔2个月复查1次,第2年每隔3个月复查一次,以后每隔半年或1年复查一次。若病人出现不适或出现新的问题时,应及时到医院进行检查。

12. 肿瘤常见的放射学检查有哪些?

常见的放射学检查有:普通X线摄影,CR(计算机X线摄影成像),X线CT(计算机X线体层摄影);磁共振成像;核医学显像,包括PET(正电子发射断层)显像;PET-CT。

13. X线检查可以发现肿瘤吗?

由于X线对人体组织有穿透的特性,当它穿过人体不同组织结构时,因各种组织的密度、比重不同,X线在不同组织中被吸收的程度也不同,这种差异可在荧光屏或X线片上显示黑白深浅不同的阴影。X线胸透属于比较简单的检查,作为常规检查,可以显影。例如,可以看到肺部有占位或阴影,不一定能确定为肿瘤,可能会是炎症或者结核,如果怀疑可做进一步检查。

X线检查包括透视、X线片和各种造影。诊断肿瘤的优势在于:

①检查方便简单,透视患者时可变换不同位置和角度,医师在几分钟内对病变的有无及病变部位可以做出初步诊断。

②对人体某些部位的病变可能有定性诊断,有些则不能立刻定性。如肺部病变则从X线片观察阴影的浓淡程度,其周边是否光滑整齐还是不规则、模糊、有毛刺或有分叶状等来判断肺部阴影是炎症、结核或肿瘤等。

③国内外有利用X线片普查乳腺癌和肺癌的经验。其普查敏感性:乳腺癌为75%左右,肺癌约为80%。早期肺癌容易漏诊。

④用X线胃肠道钡剂造影检查及大肠的钡灌肠造影检查在发现胃肠道肿瘤方面仍有明显优势。但很早期的病变不容易查出来。

⑤人体多少受到损害。

⑥X线检查所提供的是各种组织的重叠的印象,图像的空间分辨率及各组织间的对比度均低于CT、MRI和超声检查。对各种恶性肿瘤的诊断(与病理诊断相比)符合率为70%~90%。

14. CT检查有什么意义?

CT检查密度分辨率高,可直接显示X线检查无法显示的器官和病变。检查方便、迅速而安全,克服了传统X线平片影像重叠,病变的检查率和诊断准确率高。图像更为清晰,并可对某些病变进行鉴别诊断，提高病变的诊断准确率。

15. 肿瘤磁共振(MRI)检查的优势是什么？

MRI是利用人体内含有的氢质子发射出的信号成像的，是断层成像的一种。MRI把人分成许多断层，每一层一幅图像，利用磁共振现象从人体中获得电磁信号，这些电磁信号穿过身体产生图像。MRI对人体没有损伤，并能获得脑和脊髓的立体图像，能诊断心脏病变，对膀胱、直肠、子宫、阴道、骨、关节、肌肉等部位也有很好的效果。

MRI在软组织检查等方面优于CT，多用于神经系统病变(包括脑梗死、炎症、肿瘤、脊髓肿瘤、脊髓炎及椎体肿瘤等)、腹、盆腔及四肢软组织病变等。对某些部位的病变鉴别诊断困难时，CT与MRI联合运用可以提高检查的敏感性，比如软组织病变怀疑有出血及钙化者。

其优势是无辐射损伤；软组织分辨力高；多参数成像提供更多信息；无骨伪影；无需对比剂可进行心脏和血管成像；多方位直接成像。

16. 恶性骨肿瘤的X线表现是什么？

(1)骨质破坏：恶性骨肿瘤在皮质或髓内均呈浸润状骨破坏，病变区与正常组织界限模糊，边缘不规则。

(2)骨破坏边界：恶性骨肿瘤无确切的破坏边界，无硬化环包绕，肿瘤与正常骨间逐渐移行。

(3)骨膜反应：恶性骨肿瘤多数有形态各异的骨膜反应，如葱皮样、梳状、多层状等，尤其要注意恶性骨肿瘤发展迅速，骨膜反应常被肿瘤突破，X线表现骨膜反应破坏、中断、残缺不整，有软组织肿块出现于中断的骨膜反应处、Codman三角。

(4)软组织肿块：恶性骨肿瘤生长迅速，皮质极易被突破并向软组织内浸润，形成软组织肿块影，与周围界限不清。

17. PET-CT在肿瘤的诊断中有什么作用？

PET-CT适用于人体大多数良、恶性肿瘤的鉴别诊断、分期分级及全身状况的评估；治疗前后疗效评估及肿瘤转移灶的全身监测。肿瘤原发灶的及时诊断对制订治疗方案十分关键，对患者的预后及生存时间也至关重要。临床上相当数量的转移性肿瘤患者难以检出原发肿瘤的部位，对这些原发灶不明的患者，进行全身 PET-CT 检查可同时了解肿瘤原发灶及全身转移情况，包括骨骼及软组织的转移，为指导组织学定位诊断及选择正确的治疗方案提供可靠依据。所以 PET-CT 对诊断肿瘤具有重大意义。

在肿瘤领域，PET-CT 主要特点：①代谢显像，能够检测病灶的代谢活性；②一次定位即可检查全身；③对各类肿瘤的灵敏度高；④对部分肿瘤具有超强的特异性；⑤高达 95%以上的准确率；⑥整个检查过程无创、无痛；⑦辐射量低，安全可靠。

18. 肿瘤患者骨扫描有什么价值？

骨扫描又叫骨显像，是一种全身性骨骼的核医学检查，对于早期转移性骨肿瘤的诊断有很高的灵敏度，发现转移灶可较 X 线片早 3～6 个月。骨扫描不但有助于判断肿瘤的早晚期，帮助医生采用治疗方法（手术、化疗、放疗），而且可以通过定期复查骨扫描，观察有无骨转移，及骨转移程度的变化，所以该检查为核医学科最主要的检查项目。

19. 肿瘤患者接受放射性检查对人体有害吗？

各种放射科的医学检查，如胸透、X 线检查、CT 对人都是有影响的，但是这种影响是微乎其微的，且是瞬间的，不会对人体造成伤害。

20. 肿瘤的超声检查有什么作用？

超声检查在对甲状腺、乳腺、肝、胆囊、胆道、胰腺、肾及子宫、卵巢等器官的癌症进行诊断时，是不可缺少的。在腹部肿瘤中，超声对肝癌的检查是最能发挥其作用的，为了早期发现由肝硬化发生的肝癌，用超声进行观察是极为有效的检查方法。对胆囊癌及体内位置最深的胰腺癌的诊断，超声检查也是不可缺少的。同样，对宫体癌、卵巢癌等妇产科肿瘤，以及肾癌、前列腺癌、膀胱癌等泌尿系肿瘤也是必不可少的检查。

21. 肿瘤患者为什么要做尿液和大便的检查？

尿常规在临床上是不可忽视的一项初步检查，不少肾脏病变早期就可以出现蛋白尿或者尿沉渣中有形成分。尿液异常常是肾或尿路疾病的第一个指征。

便常规检查属于三大常规之列，不但能反映消化道的功能状态及病理情况，还有助于某些全身疾病的诊断。临床上疑有胃癌、结肠癌、胰腺癌等疾病必须做大便常规检查。

22. 尿常规可以反映哪些疾病？

尿常规检查内容包括尿液的颜色、透明度、酸碱度、红细胞、白细胞、上皮细胞、管型、蛋白质、比重及尿糖定性。尿常规检查是诊断肾炎早期的敏感指标，当尿常规异常尤其是蛋白尿、隐血呈阳性时，则高度怀疑肾炎的发生。尿常规的检查意义在于对泌尿道感染、结石、胆道阻塞、急慢性肾炎、糖尿病、肾病变症状群等疾病有预报性作用。

23. 便常规可以反映哪些疾病？

便常规一般能查出的常见疾病有：炎症性肠病、肠癌、溃疡、肝硬化、息肉、胆道疾病引起的出血等；如果经常便隐血，除了痔疮外，可能是肝硬化、溃疡、胃肠道恶性肿瘤等导致的消化道出血；大便短时间过稀或者过硬，都不正常，可能是食物中毒、急性胃肠炎、假膜性肠炎等；大便带有黏液或者脓血者，可能是患有大肠炎、小肠炎、溃疡性结肠炎、结肠癌、直肠癌、痢疾等，需要及时检查，及时治疗。

24. 抽血化验能诊断癌症吗？

抽血化验可以辅助诊断肿瘤或癌症，如查血细胞形态学可以辅助诊断血癌，查血清肿瘤标志物辅助诊断肝癌、肺癌、前列腺癌等。癌症的确诊还需要CT、磁共振等辅助检查和病理诊断才能确诊。

25. 为什么肿瘤患者要做血常规检查？

在肿瘤的化疗、放疗及血液病等患者中，血常规检查是个非常重要的和经常需要检测的观察指标。因绝大多数抗肿瘤药物，均有不同程度的骨髓抑制，常有白细胞下降、血小板减少、血红蛋白降低。白细胞减少的主要后果为严重感染的危险性增加，而血小板减少患者常有出血倾向，当血小板特别低时易发生危及生命的中枢神经系统出血、胃肠道大出血和呼吸道出血。为了保证化疗的顺利进行、减少和避免继发性感染和出血，应定期查血常规，每周1～2次。

26. 常见的血清肿瘤标志物有哪些?

(1)甲胎蛋白(AFP):是诊断肝癌灵敏度高和特异性好的肿瘤标志物,是临床诊断原发性肝细胞癌的主要实验室指标,若 AFP 大于 500μg/L 持续 4 周,或大于 200μg/L 持续 8 周,或由低浓度逐渐升高不降,在排除妊娠和生殖腺胚胎瘤基础上,即可诊断为肝细胞癌。

(2)癌胚抗原(CEA):主要用于消化系统恶性肿瘤如结肠直肠癌、胰腺癌、胆管癌、肝癌、胃癌等的诊断,阳性率为 45%～60%,其他肿瘤如肺癌、乳腺癌、甲状腺髓样癌、多种妇科恶性肿瘤等亦有一定的阳性检出率。同其他肿瘤标志物联检可提高对前述恶性肿瘤的阳性检出率。癌症越晚期,CEA 越高,阳性率越高;腺癌最敏感,其次是鳞癌和低分化癌,分化程度越高阳性率越高。正常人吸烟者 CEA 升高。癌症患者的胸腔积液、腹水、消化液、分泌物中的 CEA 常升高。

(3)血清铁蛋白(SF):正常人 SF 浓度相对稳定,它反映体内铁的储存量,多种恶性肿瘤 SF 合成和释放增多,SF 异常增高多见于血液系统和淋巴系统肿瘤,如急性白血病、霍奇金病、多发性骨髓瘤、淋巴瘤等,肺癌、胃癌、食管癌、结肠癌、妇科恶性肿瘤等亦有一定的阳性检出率。

(4)β_2-微球蛋白(β_2-MG):恶性肿瘤细胞能分泌和合成 β_2-MG,故恶性肿瘤患者血清 β_2-MG 往往异常升高,如淋巴瘤、多发性骨髓瘤、滋养细胞肿瘤、肝癌、肺癌、胃癌、胰腺癌、卵巢癌、乳腺癌、甲状腺癌、鼻咽癌等均可见到血清 β_2-MG 增高,伴有肾功能不良则同时有尿 β_2-MG 增高。肿瘤患者血清 β_2-MG 水平与肿瘤的分期、疗效、病程和预后有明显的相关性,对疗效估计和预后判断有较大的应用价值。

(5)肿瘤抗原 15-3(CA15-3):属乳腺细胞膜表面糖蛋白的变异体,是检测乳腺癌较重要的抗原,60%～80%进展期乳腺癌患者血清 CA15-3 水平明显增高,可用于判断乳腺癌进展与转移,并用于观测疗效。CA15-3 对卵巢癌、子宫内膜癌、肺癌等恶性肿瘤亦有一定的阳性检出率(40%～55%),故对于这些恶性肿瘤的诊断也有一定的临床意义。少数良性乳腺疾病、肝硬化患者有轻度升高。

(6)肿瘤抗原 125(CA125):CA125 对恶性卵巢各种病理类型有较好的敏感性和特异性,特别是上皮性细胞癌,阳性率检出率高达 90%。曾经被认为是卵巢癌的特异性肿瘤标志物,但近年来临床观察显示 CA125 也是一种广谱肿瘤标志物,其他恶性肿瘤如胰腺癌、子宫内膜癌、乳腺癌、肺癌、胃癌、直肠结肠癌等也有 35%~60%阳性检出率。

(7)糖类抗原 50(CA50):为一种广谱的糖类抗原肿瘤标志物,Lewis 抗原阳性或阴性的肿瘤皆能检出,多用于与其他肿瘤标志物多联检测。在急慢性胰腺炎、结肠炎、胆囊炎等中亦可异常升高,但炎症消退后下降。

(8)糖类抗原 19-9(CA19-9):胰腺癌、胆管癌、结肠癌、胃癌、肝癌等消化道恶性肿瘤中常异常增高,特别是对胰腺癌和胆管癌的诊断有较好的特异性,但胰腺炎、阻塞性黄疸、消化道出血等因素可能影响结果的正确测定。

(9)糖类抗原 242(CA242):是一个新型的肿瘤标志物,消化道恶性肿瘤患者中常异常增高,而在许多良性疾病如胰腺炎、结肠炎、慢性肝炎、肝硬化等中很少升高或升高甚微,故对消化道恶性肿瘤(如胰腺癌、肝癌、胃癌、大肠结肠癌等)特别是对胰腺癌诊断的特异性高(达 90%)。

(10)前列腺特异抗原(游离与总量比值测定,PSA F/T):PSA 是第一个由美国癌症学会推荐用于筛查 50 岁以上男性前列腺癌的肿瘤标志物。正常情况下血清前列腺特异抗原(T)随年龄增大(50 岁以上)而有不断升高的趋势。

(11)恶性肿瘤相关多肽:是国内近年开展起来的又一肿瘤检测指标。恶性肿瘤相关多肽包括肿瘤生长因子Ⅰ、Ⅱ、Ⅲ、Ⅳ和Ⅴ等,是肿瘤细胞特异产生的,并与恶性肿瘤血管的形成、肿瘤细胞的增殖、分化生长、浸润及转移等生物学行为密切相关的一组多肽物质。

(12)一般肺癌查 CEA、NSE(神经元特异性烯醇化酶)、TPA(组织多肽抗原)、SCC(鳞状上皮细胞癌抗原);肝癌查 AFP;乳腺癌查

CEA、CA125、TPA；胃癌查 CEA、CA19-9；前列腺癌查 PSA、PAP（前列腺酸性磷酸酶）；结肠直肠癌查 CEA、CA19-9、CA50；胰腺癌查 CA19-9、CEA、CA50；卵巢癌查 CA125；睾丸肿瘤查 AFP、hCG（绒毛膜促性腺激素）；宫颈癌查 SCC；膀胱癌查 TPA。

27. 什么是副癌综合征？

副癌综合征指肺癌非转移性胸外表现。可为局部或全身病变，如杵状指、分泌抗利尿激素等。因治疗肿瘤，本症可消失，如再出现，则提示肿瘤的复发，故该综合征有利于监测肿瘤的复发。副癌综合征产生机制复杂，临床表现多样。大约 1/3 为结缔组织和皮肤病变；1/6 为神经肌肉综合征；1/6 则为血管、胃肠道和血液系统的异常。

28. 什么是上腔静脉综合征？

上腔静脉综合征又称上腔静脉阻塞综合征，是上腔静脉或者周围的病变引起上腔静脉完全或不完全阻塞，导致经上腔静脉回流到右心房的血液部分或全部受阻，从而表现为上肢、颈和颜面部淤血水肿，以及上半身浅表静脉曲张的一组临床综合征。

上腔静脉综合征的症状和体征与受压时间、受压程度、受压部位有关。时间短、受阻程度重，病情也常严重，反之病情较缓和。临床症状有咳嗽、头痛、头涨、恶心、视力改变、声嘶、下咽困难、抽搐等。

主要综合表现如下。

（1）面部、颈部、躯干上部和两上肢水肿。

（2）颈静脉充盈，胸部和上腹部浅表侧支静脉曲张、皮肤发绀。

（3）喉部、气管与支气管水肿引起咳嗽、呼吸困难、声嘶和喘鸣，平卧或弯腰时上述症状加剧。

（4）咽部水肿，致发生吞咽困难。

（5）眶周水肿，结合膜充血，可伴有眼球突出。

（6）脑水肿与颅内高压，引起头痛、眩晕、惊厥及视觉与意识障碍。

（7）周围静脉压升高，两上肢静脉压高于下肢，肘前静脉压常升至 30～50cmH_2O。

上述症状经治疗原发病后可缓解。

29. 什么叫肿瘤溶解综合征?

肿瘤溶解综合征是指由抗癌治疗引起肿瘤细胞的大量溶解破坏,细胞内物质的快速释放,超过了肝代谢和肾排泄的能力,使代谢产物蓄积引起以高尿酸血症、高血钾、高血磷、低血钙和急性肾衰竭、严重的心律失常如室速和室颤、DIC(弥散性血管内凝血)为主要表现的一组临床综合征。可发生于任何肿瘤细胞增殖速度快及治疗后肿瘤细胞大量死亡的患者,一般常见于急性白血病、高度恶性淋巴瘤患者,较少见于实体瘤患者。临床医师应判断出肿瘤溶解综合征的高危患者,加强预防和检测,一旦发现立即开始治疗,给予充分补液、碱化血液、利尿及口服别嘌醇等处理。

30. 肿瘤患者发热的原因是什么?

恶性肿瘤生长速度较快,组织较易发生缺血、缺氧、坏死现象,从而诱发发热症状;肿瘤细胞可产生内源性致热原,从而诱发发热症状;在患者体质下降、继发感染,如继发肺部感染、肠道感染、真菌感染及败血症等感染性疾病时,都可伴有不同程度的发热症状;癌症患者治疗期间可引起肿瘤细胞大量破坏,从而释放肿瘤坏死因子,导致机体出现发热。

31. 患者出现黄疸一般提示什么肿瘤?

出现黄疸提示肝胆和胰腺疾患,如肝或胆管的肿瘤、胆囊及胆管炎症或结石,以及胰头癌等。由于压迫或阻塞胆管,影响胆汁向肠道的排泄而发生黄疸。如果胆管完全阻塞,大便可变成灰白色。

32. 肿瘤的伴随综合征指的是什么?

肿瘤伴随综合征指身体因为肿瘤生长引起的激素、神经系统、血液、生化平衡等方面出现紊乱的临床症状。通常有神经与肌肉系统的症状、凝血功能异常、内分泌症状、全身性症状(如厌食、体重减轻、疲倦)。

33. 肿瘤患者为什么要经常检查肝、肾功能?

肝为解毒器官,许多抗肿瘤药物在肝内代谢转换,导致不同程度的肝损害。多数以谷丙转氨酶(GPT)和谷草转氨酶(GOT)升高为主,有时可出现胆红素升高,一般为一过性,发生于化疗后 7~14 天,停药并给予保肝治疗后很快恢复,关键在于及时发现。因此在化疗前、中、后应定期行肝功能检查,肝功能异常患者应慎用或禁用对肝损害大的药物,并根据损伤情况调整用药剂量。

多数抗肿瘤药物及其代谢产物经肾排出体外,所以肾容易受到损害。临床上可表现为无症状性血清肌酐和(或)尿素氮升高,轻度蛋白尿,严重者可无尿和急性肾衰竭。易导致肾功能损伤的药物有顺铂(DDP)、卡铂、大剂量甲氨蝶呤(MTX)、亚硝脲类、丝裂霉素(MMC)等,以 DDP 为最明显。

34. 血液系统疾病血常规检查有哪些异常?

血液系统疾病指原发(如白血病)或主要累及血液和造血器官的疾病。异常结果及其分类包括如下内容。

(1)细胞疾病:如各类贫血和红细胞增多症等。

(2)粒细胞疾病:如粒细胞缺乏症,中性粒细胞分叶功能不全,髓性白细胞综合征及类白血病反应等。

(3)单核细胞和巨噬细胞疾病:如炎症性组织增多症,恶性组织细胞病等。

(4)淋巴细胞和浆细胞疾病:如各类淋巴瘤,急慢性淋巴细胞白血病,多发性骨髓瘤等。

(5)造血干细胞疾病:如再生障碍性贫血,骨髓异常增生综合征,急性非淋巴细胞白血病及骨髓增殖性疾病等。

35. 淋巴瘤的诊断依据是什么?

淋巴瘤的诊断依据是组织病理学检查。Reed-Sternberg 细胞是霍奇金淋巴瘤的特征,根据其他的病理特点,通常将霍奇金淋巴瘤分为 4 种亚型:结节硬化型、混合细胞型、淋巴细胞为主型和淋巴细胞衰减型。非霍奇金淋巴瘤的基本病理特点为:淋巴结正常结构消失,被肿瘤组织所取代;增生的淋巴细胞呈异型性;肿瘤细胞侵及淋巴包膜。

36. 急性白血病最主要的症状是什么?

常见的首发症状包括:发热、进行性贫血、显著的出血倾向或骨关节疼痛等。起病缓慢者以老年及部分青年患者居多,病情逐渐进展。此类患者多以进行性疲乏无力，面色苍白，劳累后心慌气短，食欲缺乏，体重减轻或不明原因发热等为首发症状。此外，少数患者可以抽搐、失明、牙痛、牙龈肿胀、心包积液、双下肢截瘫等为首发症状起病。

37. 白血病患者为什么要进行分子遗传学检查？

人体的遗传信息均由位于细胞核的染色体决定，而更精确的遗传信息则由位于染色体上某一部位的相应基因（即分子水平）决定。目前研究已显示部分急性白血病患者具有特殊的分子遗传学改变，并有指导治疗及判断预后的价值。

38. 多发性骨髓瘤的诊断依据是什么？

(1)主要标准

①组织学活检证实浆细胞瘤。

②骨髓浆细胞增多，≥30％。

③过量M蛋白存在。

④IgG＞3.5g/dl（血清）。

⑤IgA＞2g/dl（血清）。

⑥轻链（本周蛋白）≥1g/24h。

(2)次要标准

①骨髓浆细胞增多，10％～29％。

②M蛋白存在，但未达到主要标准中的规定。

③溶骨性病变。

④血清中正常免疫球蛋白减少（低丙种球蛋白血症）。

⑤IgM＜50mg/dl。

⑥IgA＜100mg/dl。

⑦IgG＜600mg/dl。

(3)要确诊多发性骨髓瘤，患者必须至少符合：1个主要标准＋1个次要标准，或3个次要标准。

39. 什么叫骨转移？

肿瘤的原发病灶通过血行、淋巴途径转移到骨组织，从而引起的骨组织病变就叫作骨转移。最容易发生骨转移的肿瘤是乳腺癌、前列腺癌、肺癌等，虽然其骨转移的发生率高，但也不是所有的这几类癌症患者都会发生骨转移。专家表示，乳腺癌 50%～70%会发生骨转移，肺癌约有 30%会发生骨转移，如果前列腺癌长在骨中则是 100%的骨破坏。消化道肿瘤，如胃癌、肝癌等发生骨转移的概率则不高。

40. 脑部肿瘤的症状有哪些？

脑部肿瘤指的就是脑瘤，脑瘤是一种严重的癌症，对人体的伤害很大。早期症状是头痛、呕吐。头痛等多发生在早晨或晚上，常以前额、后枕部及两侧明显。呕吐与进食无关，往往随头痛的加剧而出现。视觉障碍、精神症状也是头部肿瘤的症状之一，严重者出现痴呆、嗜睡，甚至出现昏迷。抽搐和癫痫多由于慢性生长的大脑肿瘤引起。其他头部肿瘤的症状表现有头晕，走路不稳，耳鸣，听力下降，面部麻木，失语，月经不调，肢体麻痹，偏瘫及内分泌失调等。

专家建议预防对策：颅内肿瘤以 20—40 岁的青壮年人多见；年轻女性多见脑膜瘤，其他脑瘤男性多见。脑瘤是神经系统一种常见的严重疾病，轻者可以造成残疾，重者可以致死，因此需要早期诊断、早期治疗。

41. 肺癌的诊断方法有哪些？

胸部 X 线或者胸部 CT 确定肺内是否有肿块以及肿块的位置，确定这些之后，如果是中央型的，就要做纤维支气管镜检查并取活检病理检查，如果是周围型的，可以行经皮肺穿刺取活检病理检查。病理检查是诊断的金标准。

42. 胃癌的诱发因素有哪些？

(1)遗传因素：胃癌的诱发有遗传家族史的倾向。

(2)饮食因素：不健康的饮食习惯，如进食过快、食物过烫，以及一日三餐不规律进食等。

(3)免疫因素：如患有萎缩性胃炎、胃息肉或做过胃切除手术后的患者，可增加胃癌的发病率。

(4)地理、环境因素：胃癌在地理、环境中分布有着明显的差异。

(5)职业因素：长期暴露于硫酸尘雾、铅、石棉、除草剂者及金属行业的工人,胃癌的发病率风险明显增加。

43. 胶囊内镜检查有什么意义?

胶囊内镜即无线内镜,它是由一个微型照相机、数字处理系统和无线收发系统等组成。受检者将胶囊内镜吞咽后,胶囊随胃肠肌肉运动沿消化方向运行,拍摄图像,再把图像传至患者系于腰间的数据传输装置。几小时后,医师把胶囊拍摄的图像下载于电脑,胶囊在24小时内自动排出体外。使用胶囊内镜,患者可保持正常活动和生活。

与传统的推进式内镜相比,胶囊内镜在进行检查过程中对病人无创伤、无痛苦、无交叉感染、安全、便捷,同时容易耐受、无需镇静药,同时彩色图像清晰,对小肠病变诊断率高;此外还能检查小肠等消化道深处部位,还可为患者提供全胃肠道图像;资料利于会诊、教学、保存。目前,全球已经有上万患者使用了胶囊内镜技术进行检查。胶囊内镜可以检查小肠、不明显的胃肠出血、贫血、克罗恩病等普通内镜无法有效检查的疾病,将成为内镜检查的主流方法。

44. 肝癌早期如何筛查?

可以做以下检查筛查早期肝癌。

(1)B超检查:可以显示肿瘤的大小、形状和部位。

(2)超声造影:可以诊断肝肿瘤数量,具有安全性好、无过敏反应、检查费用较低等优势。

(3)增强CT:对病灶的定性能力高,可提高肿瘤分期的准确性,对于肝癌、胆总管病变、肝血管瘤和胆道等肝胆病变具有诊断优势。

(4)磁共振检查:对于肝的一些小病灶也能做出比较准确的判断。

(5)腹腔动脉或肝动脉造影检查:属创伤性检查,对血管丰富的且较小的癌肿检出率较高。

(6)甲胎蛋白检查:当B超或CT等成像检查怀疑是早期肝癌时,一般会建议做甲胎蛋白检查辅助诊断。

45. 黑痣会转化成黑色素瘤吗?

黑色素瘤是源于皮肤、黏膜、眼和中枢神经系统色素沉着区域的黑素细胞的恶性肿瘤，是皮肤癌的一种。目前黑色素瘤的确切病因尚不清楚，但结构不良痣的恶变是其高危因素之一。尽管大部分恶性黑色素瘤是从痣恶变而来，但并不是说大部分痣会恶变成黑色素瘤，痣发生恶变者仅占痣中极小一部分，概率较小。据了解，年轻人、免疫力高的人身上黑痣癌变的概率较小，恶变一般发生在老年人或者是机体免疫力低的人身上。若黑痣在短期内很快长大，色素变深或变浅，呈放射状向周围扩展，黑痣毛突然自行脱落，出现无故疼痛或不适等症状，均应高度警惕黑痣恶变的可能。

46. 直肠癌与内痔如何区别？

直肠癌与内痔的根本区别在于病理与生理的不同。内痔是直肠肛门内侧发生的病变，早期唯一的症状就是无痛性便血，间断性便血，色鲜红，或附于大便表面，或手纸染血，也可呈点滴状或喷射状出血。内痔进一步发展，排便时会有痔核脱出，轻者便后自行还纳回肛门，重者需用手上推还纳。当内痔脱出没有及时还纳时，会出现嵌顿水肿、血栓形成、溃疡或感染，将有剧烈疼痛。长期反复出血，可引起严重的贫血。内痔是诸痔中发病率最高的常见病，多发于肛门右前、右后和左侧。

直肠癌是直肠部分发生的癌变，有大便带脓带血、腹痛、里急后重等症状，但要确诊需要做病理切片检查。

47. 直肠癌有什么特殊症状？

(1)最主要是排便习惯和性状的改变：血便、脓血便、里急后重、便秘、腹泻等。

(2)大便逐渐变细，晚期则有排便梗阻、消瘦，甚至恶病质。

(3)直肠指检：是诊断直肠癌的必要检查步骤，约 80%的直肠癌患者于就诊时可通过自然直肠指检被发现，可触及质硬凹凸不平包块；晚期可触及肠腔狭窄包块，固定指套见含粪的污浊脓血。

(4)直肠镜检：可窥见肿瘤大小、形状、部位，并可直接取介入组织行病理检查。

48. 如何早期发现直肠癌？

首先要注意排便习惯的改变，直肠癌最早出现的症状就是排便习惯改变，它同时也是直肠癌最常见的症状。由于肿瘤的刺激，在短期内，患者会出现无明显原因的大便次数增多，或者便秘与腹泻交替出现，常有排便不尽的感觉。随着病程的发展、病灶逐渐增大，癌肿可能会阻塞直肠出口，引起腹胀、便秘、大便变细或变形等症状。还要注意大便性状的改变，大便性状的改变包括大便变稀、大便带血和黏液。80%～90%的直肠癌可有便血，血液呈鲜红或暗红色，常混有黏液或脓液。有时在粪便中可见到脱落的肿瘤组织，但这时往往已不是早期。以上两大症状是直肠癌早期比较常见的，而且容易被患者忽视的症状。

49. 直肠癌是怎么形成的?

直肠癌的病因目前仍不十分清楚，其发病与社会环境、饮食习惯、遗传因素等有关。直肠息肉也是直肠癌的高危因素。目前认为动物脂肪和蛋白质摄入过高，食物纤维摄入不足是直肠癌发生的高危因素。

(1)高脂肪：高脂肪和低纤维两者都是致癌物质或辅癌物质。

(2)直肠慢性炎症：是导致直肠癌的病因之一。酸性体质造成的慢性溃疡性结肠炎、慢性血吸虫病形成的肉芽肿等与结直肠癌的发生有直接的关系。直肠癌的病因包括其病程愈长，发生结直肠癌的可能性愈高，患病 20 年以上的溃疡性结肠炎患者结直肠癌的发生率为 20%～40%。

(3)遗传因素：除了家族性息肉病或溃疡性结肠炎恶变的引起的结直肠癌患者外，在其他结直肠癌患者中有 5%～10%的患者有明显的家族肿瘤史，统称为遗传性非家族息肉病性结直肠癌，又称 Lynch 综合征。

(4)憋大小便：尿液中含有一种或几种致癌物质，均能刺激膀胱上皮使其癌变；粪便中的有害物更多，如硫化氢、粪臭素、胆固醇代谢产物和次级胆酸等致癌物，若经常刺激肠黏膜，也会导致直肠癌的癌变。

(5)血清胆固醇过低：也会导致直肠癌的发生。专家认为，血清胆固醇过低者直肠癌发生率较高。血清胆固醇低于 110mg/dl 的人，其患直肠癌的危险性比正常人高 3 倍以上。

(6)饮食与致癌物质：在直肠癌变中也占有一定比重。流行病学研究显示结直肠癌的发生与经济状况、饮食结构有明显的联系。经济发达地区、饮食中动物脂肪和蛋白质所占比例高、纤维素含量低的地域和群体发病率明显高。饮食结构与结直肠癌的病因有关系，一般认为可能与动物脂肪的代谢产物、细菌分解产物及由于低纤维素饮食状态下，肠蠕动减慢，肠道的毒素吸收增加等因素有关。

(7)其他起因：环境起因(天气、工作等)、精神起因、年龄、性传播疾病、内分泌起因等有一定的联系，但需要在一定条件下才能发生直肠癌。

(8)胆囊切除术后患者和输尿管乙状结肠吻合术后患者大肠癌发病率增加。

50. 羊水穿刺检查有什么意义？

对羊水穿刺获得的羊水进行检测，可用于胎儿宫内状况的评估和胎儿疾病的诊断。如可以确定婴儿是否畸形，包括唇腭裂和先天性疾病，另外也可查性别。这项实验是有风险的，但是准确率超过 99%。唐氏筛检的准确率在 70%左右，一般在 15～20 周做。level 2B 超最好的时间是在 18 周的时候做。临床上用来进行胎儿先天性疾病的诊断，胎儿代谢性疾病的诊断，胎儿神经管缺陷，胎肺成熟度的检测，羊膜腔感染的诊断。

第4章

肿瘤的治疗

1. 肿瘤治疗目前有哪些方法？

(1)外科手术治疗：是绝大多数肿瘤治疗最重要和首选的方法，许多癌症患者以通过手术切除治疗获得治愈或延长生命。外科疗法特别适用于早期癌症患者，对于中晚期患者也有很大的帮助。外科手术治疗对早、中期恶性肿瘤应列为首选方法，某些早期肿瘤经手术切除，可完全治愈、长期存活。常用手术种类如下。

①根治性手术：适于早、中期癌肿。手术切除范围包括癌肿所在器官大部分或全部，并连同一部分周围组织或区域淋巴结的一次性整块切除。

②姑息性手术：对较晚期的癌肿，病变广泛或有远处转移而不能根治切除者，采取旷置或肿瘤部分切除的手术，以达到缓解症状的目的。

(2)放射治疗(放疗)：利用射线促使组织细胞中 DNA 变化，染色体畸变或断裂，液体电离产生化学自由基，引起细胞或其子代失去活力达到破裂或抑制肿瘤生长。射线对正常组织细胞有损害作用，尤其光辐射量增大时容易损害造血器官和血管组织，引起白细胞减少、血小板减少、皮肤黏膜改变、胃肠反应等。

(3)化学治疗(化疗)：又称抗癌药治疗。主要适用于中、晚期癌肿的综合治疗。临床上对绒毛膜上皮癌、急性淋巴细胞白血病、恶性淋巴瘤等化疗效果较好；对其他恶性肿瘤，化疗可作为辅助治疗。纤维肉瘤、脂肪肉瘤等对化疗不敏感。

(4)免疫治疗：通过机体内部防御系统，经调节功能达到遏制肿瘤生长的目的。肿瘤免疫治疗的方法很多，可分为主动、被动和过继免疫，并进一步分为特异性和非特异性两类。

①特异性免疫治疗：用患者的肿瘤切除标本，经麻疹疫苗、化学药物或放射线等处理后，制成肿瘤细胞悬液或匀浆，加完全或不完全佐剂制成瘤菌，进行自体或异体主动免疫。大部分患者治疗后主观症状得到改善；部分患者生存期有不同的程度延长；少数患者瘤块缩小，转移灶消退或癌性腹水消失。

②非特异性免疫治疗：常用卡介苗、短小棒状杆菌、麻疹疫苗等接种(主动免疫)。可用转移因子、干扰素、胸腺素、白细胞介素Ⅱ及左旋咪唑、中药等治疗。目前应用较广泛，是一种有前途的治疗方法。

(5)中医治疗：目前大多采用辨病与辨证相结合的方法，即用现代医学明确肿瘤诊断，再进行中医四诊八纲辨证论治。治则以清热解毒、软坚散结、利湿逐水、活血化瘀、扶正培本等。既可攻癌，又可扶正；既可缓解症状，又可减轻毒性作用等。配合化疗、放疗或手术后治疗，可减轻不良反应(副作用)并改善全身状态。

治疗肿瘤有手术、放射线、抗癌药物、免疫及中医治疗等多种方法，应根据肿瘤性质、发展程度和周身状态加以选择。目前普遍认为恶性肿瘤以综合治疗效果最佳。

2. 目前肿瘤治疗的效果怎么样?

恶性肿瘤在通过各种治疗后，能存活 5 年以上即可认为肿瘤被治愈的可能性为 90%。大多数(占 80%)是在手术根治术后 3 年左右，10%是发生在治疗后 5 年左右，肿瘤患者如果能生存 5 年以上，发生复发和转移的仅占 10%。癌症患者在治疗后 5 年期内及其后，需要定期复查，积极配合医生治疗，才有可能使自己恢复健康。

3. 为什么肿瘤需要综合治疗?

综合治疗是根据患者的机体情况、肿瘤的病理类型、侵犯范围和发展快慢，有计划地、合理地应用现有的治疗手段，可以大幅度地提高肿瘤治愈率、延长生存期、提高患者生活质量。肿瘤的综合治疗不是手术、化疗、放疗、生物学治疗和中医药治疗等多种治疗方法的简单组合，而是医生有计划、有步骤、有顺序的个体化治疗集合体，是一个系统的治疗过程，需要手术、放疗和化疗等多个学科有效地协作才能顺利完成。

4. 手术可以彻底治好癌症吗？

肿瘤的治疗目前已经进入了综合治疗的时代，临床实践证明现阶段采用任何单一的治疗方法都常难以取得最佳的效果。但有些没有播散的早期肿瘤和转移率很低的局限期肿瘤，单一治疗方法就能取得很好的治疗效果，一般就不需要进行综合治疗。如皮肤基底细胞癌的转移率很低，单一手术治疗就常能治愈，术后就不必选用放疗、化疗等进行综合治疗。胃黏膜内癌单纯手术切除的5年生存率接近100%，手术后也不必选用化疗和放疗等进行综合治疗。然而很多癌症在手术时已存在远处微转移灶，根治性切除时也可能导致播散转移，因此根治手术后仍有部分患者会在术后复发和转移。

5. 肿瘤转移了还能做手术吗？

转移瘤手术治疗意义不大，建议采取其他方法进行治疗，整体恢复患者的免疫功能，同时针对肿瘤细胞类型及转移灶用药，相互协同综合治疗，缓解症状，控制病情，取得好的治疗效果。

6. “根治性手术”和“姑息性手术”有什么不同？

根治性手术是将恶性肿瘤完全切除，且切除的范围足够宽，包括所有转移的淋巴结，术后病理检查切缘无癌残留。姑息性手术是指术中不能完全切除恶性肿瘤，或无法完全清除所有转移淋巴结，或虽已达到肿瘤根治规定切除范围，但术后病理检查切缘仍有癌残留。根治性手术治疗效果好，肿瘤复发率低，一般不需要放疗；而姑息性手术治疗效果相对较差，肿瘤复发率高，术后应尽快补充放疗和（或）化疗。

7. 术前活检的意义是什么？

术前活检就像我们平时做菜一样，在烹制过程中拿一块放在嘴里尝一下，便能知道是生是熟，味道如何？从而决定是否继续烹煮，还需要加入什么作料。同样道理，取一小块肿瘤组织进行活检便可以明确病变的性质，医生就可以在术前知道该患者是否患了肿瘤，该肿瘤是良性还是恶性，是原发肿瘤还是转移瘤，以及肿瘤的恶性程度。明确诊断后就可以给患者制订治疗方案。

8. 取活检会加快肿瘤转移吗?

恶性肿瘤的转移是其本身具有的特性，目前的研究表明恶性肿瘤的转移与肿瘤的类型、恶性程度有关，与取活检无明确的关联，取活检一般不会加快肿瘤转移。临床上通常采用的取一小块组织进行活检，是目前为止最简便、痛苦和损伤最小、准确率最高的诊断方法。

9. 新辅助化疗是什么意思?

广义的新辅助化疗是指手术前给予的辅助化疗，又称诱导化疗。是指在恶性肿瘤局部实施手术或放疗前应用的全身性化疗，可以使肿瘤缩小，增加手术切除机会或缩小手术切除范围，同时还可消灭远处可能存在的微小转移灶，从而减少复发转移机会。在局部治疗前先以全身化疗为第一步治疗，局部治疗（手术或加放疗）后继之完成全程化疗。

10. 新辅助化疗有什么作用?

新辅助化疗一般为 3 个周期。新辅助化疗的优点如下。①有效的术前化疗在减轻多种恶性肿瘤伴随症状的同时也减轻了患者的精神和心理上的不适反应。②降低临床（TNM）病期，缩小原发病灶及转移的淋巴结，为无手术条件的患者提供手术的可能，提高根治性手术的切除率，由于瘤体缩小可使手术范围相对缩小，有利于手术中最大限度地保留正常组织。③新辅助化疗使手术时肿瘤细胞活力降低，不易播散入血，减少手术中转移、术后并发症的发生，有利于患者术后恢复。④及早预防远处转移的发生，提高长期生存率。国内外大量资料证明，一般Ⅲ期患者术前有微小转移灶存在，新辅助化疗可以有效地消灭微小转移灶，减少术后远处转移灶的可能性。⑤新辅助化疗方案与术后化疗一样，但效果优于术后化疗，所以并没有增加患者的医疗负担。

新辅助化疗可以确定患者对化疗的敏感性；避免耐药性；肿瘤缩

小有利于肿瘤切除，对患者术后治疗计划的制订和判定预后具有重要意义。

11. 脑胶质瘤患者手术治疗的效果好吗？

基于胶质瘤的生长特点为浸润性，与正常脑组织无明显界限，多数不限于一个脑叶，向肿瘤外呈指状深入破坏脑组织，理论上手术不可能完全切除，生长在脑干等重要部位的肿瘤有的则根本不能手术。手术的治疗目的只能局限于以下5个方面：①明确病理诊断；②减少肿瘤体积，降低肿瘤细胞数量；③改善症状，缓解高颅压症状；④延长生命并为随后的其他综合治疗创造时机；⑤获得肿瘤细胞动力学资料，为寻找有效治疗提供依据。

12. 脑胶质瘤术后还会复发吗？

脑胶质瘤容易复发，而且多为原位复发，这是由其肿瘤的生物特性决定的。因此对胶质瘤手术后，应采用放疗、化疗。术后应注意观察是否有复发，复发后应及时处理，可以采用内放疗、伽马刀或化疗，也可以采用再手术方式，根据具体情况决定。

13. 脑肿瘤患者用伽马刀治疗效果好吗？

伽马刀适合脑部肿瘤的治疗。良性肿瘤可控制生长，成功率90%以上；恶性的肿瘤可以短期内缩小。伽马刀是针对不适合常规开颅手术的患者的一种有效的治疗方法。因此脑瘤是否进行或者如何进行伽马刀治疗需根据肿瘤的性质、位置、大小及患者的身体情况等因素来决定。治疗效果也与上述因素和医师的技术水平、其他辅助治疗是否科学合理等因素决定。

14. 甲状腺手术者术前为什么要进行颈部锻炼？

甲状腺手术的体位——颈仰卧位，是手术体位中比较特殊的一种，以前患者进入手术室后才知道是颈仰卧位。此手术是在局部麻醉、患者清醒的情况下进行，所以突然让患者做这种强迫性体位1～2小时，患者非常不适应，有的甚至难以忍受手术。回到病房后经常出现头晕、头痛、恶心、呕吐等症状。为了增加患者对手术的耐受力，减少术后不良反应的发生，入院后即应进行颈仰卧位的练习。让患者颈部前屈、后伸、左右旋转数次，使颈部肌肉松弛后，将肩垫垫于肩下，头部后仰，颈部伸展，肩部放松，双手自然放在身体两侧。每天练习数次，并逐日增加每次练习时间，直至达到手术所需要的时长。

15. 甲状腺肿瘤切除后对身体会有什么危害？

甲状腺是人体最大的内分泌腺体，位于甲状软骨下，紧贴在气管第三、四软骨环前面，由两侧叶和峡部组成，重量20～25g，女性略大、略重。甲状腺的主要功能是合成甲状腺激素，调节机体代谢。一般每日食物中有100～200μg无机碘化合物，经胃肠道吸收入血循环，迅速为甲状腺摄取浓缩，腺体中贮碘约为全身的1/5。碘化物进入细胞后，经过氧化酶的作用，产生活性碘迅速与胶质腔中的甲状腺球蛋白分子上的酪氨酸基结合，形成一碘酪氨酸（MIT）和二碘酪氨酸（DIT）。碘化酪氨酸通过氧化酶的作用，使MIT和DIT偶联结合成甲状腺素（T_4），MID和DIT偶联结合成三碘甲状腺原氨酸（T_3），储存于胶质腔内。合成的甲状腺素（T_4）和三碘甲状腺原氨酸（T_3）分泌至血液循环后，主要与血浆中甲状腺素结合球蛋白（TBG）结合，以利转运和调节血中甲状腺素的浓度。甲状腺素（T_4）在外周组织经脱碘分别形成生物活性较强的T_3和无生物活性的rT_3。脱下的碘可被重新利用。所以，在甲状腺功能亢进时，血T_4、T_3及rT_3均增高，而在甲状腺功能减退时，则三者均低于正常值。甲状腺素分泌量由垂体细胞分泌和TSH（促甲状腺激素）通过腺苷酸环化酶-cAMP系统调节，TSH则由下丘脑分泌的TRH控制，从而形成下丘脑-垂体-甲状腺轴，调节甲状腺功能。

16. 为什么甲状腺肿瘤患者术后还要长期服药？

甲状腺肿瘤如果是良性肿瘤，很难根治，术后可能复发。吃药可以控制病情发展，减轻症状，但不能根除。如果是恶性的，应该终身服用甲状腺素片，3个月复查甲状腺功能情况，视症状并听从医师建议决定是否停药。

甲状腺癌患者需要终身服用甲状腺素，期间药量会有调整，但不能停药。可以使剩余甲状腺组织不再发育增生，抑制甲状腺癌的复发或转移。同时，服用甲状腺素片是补充切除的甲状腺功能所必需的。

有人担心终身服用甲状腺素有不良反应，其实不必太过忧虑，因为甲状腺素只要剂量合适，不良反应就很小，甚至几乎没有，可以让患者的甲状腺功能恢复到正常水平。

17. 什么是粒子植入治疗？

粒子植入，全称为“放射性粒子植入治疗技术”，是一种将放射源植入肿瘤内部，让其持续释放出射线以摧毁肿瘤的治疗手段。粒子植入治疗技术涉及放射源，其核心是放射粒子。现在临床运用的是一种被称为^{125}I的物质。每个^{125}I粒子就像一个小太阳，其中心附近的射线最强，可最大限度降低对正常组织的损伤。

18. 粒子植入治疗适用于哪些肿瘤？

(1)原则上所有局部肿瘤直径在6.0cm以下实体癌都适用^{125}I粒子源治疗。

(2)未经治疗的原发癌如前列腺癌、晚期喉癌。

(3)局部或区域性癌的延伸扩散部分，特别是累及重要组织且难以切除者，如中、晚期胰腺癌。

(4)复发或转移性癌，病灶较孤立者，如直肠癌Mile手术后盆腔复发。

(5)外放疗后，由于剂量或组织耐受等原因造成的癌残留灶。

(6)行癌根治术后在其淋巴汇流区预防性植入，如乳腺癌根治术后在腋窝的植入。

(7)局部进展期肿瘤需粒子植入与外照射综合治疗。

(8)局部进展期难以用局部治疗方法控制，或者远处有转移但局部有严重症状者，为达到姑息治疗目的，可以行粒子植入治疗。

(9)未经治疗的原发性肿瘤；需要保留重要功能性组织或手术将累及重要脏器的肿瘤；患者拒绝根治性手术的病例；转移性肿瘤病灶，预防肿瘤局部扩散或区域性扩散。

国内可用于粒子植入治疗的肿瘤包括：前列腺癌、颅内肿瘤、肺癌、头颈部肿瘤、胰腺癌、肝癌、肾及肾上腺肿瘤等。大量晚期肿瘤患者，尤其是肝癌、胆囊癌、胰腺癌及中央型肺癌等手术难以根治，放射性^{125}I粒子植入肿瘤的近距离放射治疗不失为一种良好的补救治疗方法，当前 CT、B 超等硬件均可满足开展放射性粒子植入的需要。

19. 粒子植入治疗对肿瘤患者有伤害吗？

粒子植入治疗肿瘤对患者损伤小，没有手术的局限性，适用于不能做手术的患者，另外对失去手术机会和术后复发的患者也适用，此治疗是用于毁灭杀伤肿瘤而不会造成正常组织的永久性损伤。

放射源发射出来的射线具有一定的能量，它可以破坏细胞组织，从而对人体造成伤害。当人体受到大量射线照射时，可能会产生诸如头晕乏力、食欲缺少、恶心、呕吐等症状，严重时会导致机体损伤，甚至可能导致死亡。但当人体只受到少量射线照射（例如来自天然辐射的照射）时，一般不会有不适症状发生，也不会伤害身体。国际原子能机构根据放射源对人体可能的伤害程度，将放射源分为 5 类。其中第 4 类放射源属低危险源，基本不会对人体造成永久性损伤，但对长时间、近距离接触这些放射源的人可能造成可恢复的临时性损伤。第 5 类放射源属极低危险源，不会对人体造成永久性损伤。^{125}I 粒子源属第 4、5 类。因此，这种体内 ^{125}I 粒子源，基本不会对人体造成永久性损伤。

20. 粒子植入治疗对同房间的患者有影响吗？

影响很少，但最好单间收治患者，在无条件的情况下，植入粒子源的患者床旁 2m 处应划为临时的控制区，做好相关防护措施，并与同房间患者说明粒子植入治疗的相关情况。

21. 采用粒子植入治疗患者的家属需要注意什么？

^{125}I 粒子源植入患者的陪护及其家属可能会受到附加的照射。因此在 ^{125}I 粒子产生照射的有效期内（约 120 天）应注意与患者保持 40cm 以上的安全距离（距离增加 1 倍，照射量率则将降为原来的 1/4）。儿童及未生育者应尽量减少与患者密切接触，并且不能作为患者的陪护者。家属与患者长时间接触时，距离应保持在 1.5m 远处。全程陪护患者的家属在有条件的情况下应佩戴防护帽，穿防护服等。

22. 喉癌患者术后发声会受到影响吗？

喉癌采取的手术治疗方式取决于喉肿瘤的分级（即肿瘤大小、累及部位及范围等），临床上大体上分喉部分切除和喉全切除。从名称我们就可以看出，喉部分切除后，喉的发声结构或多或少的保留，是能够发声的，只是发声质量有些差而已。喉全切除术顾名思义就是把喉体整个切除，那么就丧失了喉的这些功能，患者不能发声，不能经口鼻呼吸，为此患者要终生经颈前的气管造口进行呼吸。

23. 胸腹部手术患者为什么要进行深呼吸和咳嗽训练？

训练的目的是为了增加患者的肺活量，通过有效咳嗽，预防肺不张、肺部感染。指导患者学会深呼吸法，分别坐位练习胸式深呼吸和平卧位练习腹式深呼吸，每日 2～3 次，每次 15 分钟左右。术前 1 周开始进行，并进行适当的体育锻炼，以增加肺活量。学习有效的咳嗽方法，指导患者深吸气后，用胸腹部的力量做最大咳嗽，咳嗽的声音应以胸部震动而发出，每日练习 3 次，每次又分 20 小次左右。向患者解释通过有效咳嗽，可预防肺不张、肺部感染。

24. 如何训练腹式呼吸？

所谓腹式呼吸法是指吸气时让腹部凸起，吐气时压缩腹部使之凹入的呼吸法。正确的腹式呼吸法为：开始吸气时全身用力，此时肺部及腹部会充满空气而鼓起，但还不能停止，仍然要使尽力气来持续吸气，不管有没有吸进空气，只管吸气再吸气。然后屏住气息 4 秒，此时身体会感到紧张，接着利用 8 秒的时间缓缓地将气吐出。吐气时宜慢且长而且不要中断。做完几次腹式呼吸后，会有一种舒畅的感觉。

25. 如何训练有效咳嗽？

患者坐在椅子上或床边，两腿下垂，两肩内收，一手放在胸前，另一手放在腹部。先缩唇，腹内收，胸前倾，由口慢慢呼气。此时切勿用力。然后用鼻子吸气，并尽量挺腹，胸部不动。呼与吸时间之比为 2∶1 或 3∶1，每分钟 7～8 次。每天锻炼 2 次，每次 10～20 分钟。其次，掌握上述呼吸方法后，就可以开始咳嗽了，咳嗽前先做上述深呼吸 4～5 次，然后身体略向前倾，两手臂屈曲，平放在两侧胸壁下部，腹壁内陷，张口伸舌进行咳嗽。咳嗽至少 2 次，第一次咳嗽可使痰液松动，第二次咳嗽使痰液向上呼吸道运动，咳出痰液。停止咳嗽，并缩唇将余气尽量呼尽。最后，放松身体，平静呼吸，休息片刻，准备再次咳嗽动作。

26. 为什么食管癌、贲门癌术后患者饭后不要平卧？

因为切除了贲门，加上胃肠排空功能减弱，所以胃肠内的食物和胃液有时会反流到食管引起不适，病人有反酸、呕吐等症状，平卧时加重，应嘱患者饭后 2 小时内勿平卧，睡眠时将枕头垫高。

27. 早期肺癌淋巴结需要清扫吗？

淋巴结的清扫是肿瘤手术的重要内容，淋巴结清扫应注意保持淋巴结的完整性，清扫时应包括淋巴结周围的脂肪组织以防止医源性的扩散。Ⅱ、ⅢA 肺癌的外科手术标准为完整的肿瘤切除和系统的淋巴结清扫。

28. 肺癌患者术后胸腔积液是什么原因造成的？

肺癌患者术后出现胸腔积液说明患者病情已经严重，有可能是因为病变，或者并发症引起的，也可能是因为癌细胞侵犯胸膜所造成的。患者应当进行相关检查，应当尽早治疗，选择有效的治疗方法。建议患者尽早进行相关检查，治疗方面患者可以采用中西医治疗，消除患者胸腔积液的症状，抑制肿瘤生长，起到延长患者生命的作用。

29. 纵隔肿瘤患者做手术危险性大吗？

任何手术都是存在风险的，由于纵隔内有很多重要的血管、神经，不能损伤，所以风险较大。但手术还是可以做的，主要看肿瘤的部位、大小、与周围组织的粘连情况。

30. 纵隔肿瘤能否做微创手术？

纵隔肿瘤可以行微创手术。纵隔肿瘤发病率以神经源性肿瘤占第一位，其次为畸胎类、胸腺肿瘤和甲状腺肿瘤，各种囊性肿瘤最少。神经源性肿瘤可以进行微创手术，但如果肿瘤与血管关系密切，就应行开胸手术，具体情况当听从医师的意见。

31. 乳腺癌手术会不会把乳房全部切除？

目前，手术切除一直是乳腺癌主要的治疗手段。近几年因保乳手术以完整切除局部肿瘤又保证重建乳房具有良好外形为基本原则，已成为适合保乳患者的首选治疗方法。有 25%～30%的患者可以采取保乳手术。保乳手术适用于有保乳意愿，乳腺肿瘤能完整切除，肿瘤大小与乳房的比例合适，且未侵及胸肌及皮肤的患者。其中要考虑的，就是肿块小一些、孤立一些，肿块距离乳晕等中心位置较远，女性乳房大小适中。如果肿块分散，遍布很多不同部位，肯定不适合。从治疗效果看，保乳手术和全切的整体5年生存率相似。但不保乳的手术效果要优于保乳手术。相较于不保乳者，保乳术后患者的绝对复发率高一点，高2%～5%。

32. 乳腺癌患者术后多久可以妊娠？

以往医生的看法是，乳腺癌手术后的妇女以不再妊娠好，确实希望生育者也等到要5年之后。其理由是妊娠期间体内激素水平改变，尤其是雌性激素水平明显升高，有可能令乳腺癌复发。因而，专家们认为，对于一些希望生育的乳腺癌手术后妇女，应根据癌肿的病理类型、病程早晚、转移情况及身体的整体情况，综合分析并由医师做出决定，妊娠时间最早也应在手术治疗的2年后。

33. 乳腺癌患者手术后什么时候开始做上肢运动？

无特殊情况应早期进行功能锻炼。早期功能锻炼可以防止腋窝周围瘢痕挛缩、肌肉萎缩和关节强直，也避免了挛缩的瘢痕组织压迫腋静脉，使腋静脉回流受阻减轻。患肢的活动可以促进血液循环，增加淋巴回流，减少了水肿的发生或促进水肿减轻，从而改善上肢的功能。乳腺癌患者手术24小时内开始活动手部及腕部(术后3天内患侧上肢应制动，以免腋窝皮瓣的滑动而影响愈合)。3～5天活动患肢肘部。术后1周可做肩部活动，鼓励自己进食、梳理头发、洗脸等活动，以后逐渐增加肩部活动范围。10天左右进行手指爬墙活动、画圈、滑轮运动、手臂摇摆运动；原则是上肢活动在7天以后，7天之内不要上举，10天之内不外展。上肢负重不宜过大或过久。

34. 什么类型的乳腺癌患者可以做内分泌治疗？

内分泌治疗需根据手术后雌孕激素受体(ER/PR)检查结果决定。检查结果阳性需要做，阴性可以不做；根据患者年龄和绝经状况决定药物方案。乳腺癌对内分泌有依赖性，内分泌药物不仅用于术后辅助治疗，也用于晚期乳腺癌的治疗。如绝经后患有乳腺癌，若雌激素受体阳性，则术后首选内分泌治疗，而不做化疗，三苯氧胺是最常用药物；绝经前患有乳腺癌，若腋下淋巴结转移数目较多（一般多于 4 个），雌激素受体阳性，可在术后辅助化疗的同时，切除双侧卵巢，以降低雌激素水平，减少雌激素对癌细胞的刺激；绝经后晚期乳腺癌，若无复发间期（指手术切除至出现远处转移时间）大于 2 年、雌激素受体阳性、转移灶范围较小，也首选内分泌治疗，除三苯氧胺以外，还可使用芳香化酶抑制药等。

35. 什么是淋巴水肿？

是指机体某些部位淋巴液回流受阻引起的软组织液在体表反复感染后皮下纤维结缔组织增生，脂肪硬化，若为肢体则增粗，后期皮肤增厚、粗糙、坚韧如象皮，亦称“象皮肿”。

36. 如何预防淋巴水肿？

原发性淋巴水肿目前尚无预防办法，继发性的可通过预防措施降低发生率，手术后要避免患侧肢体皮肤的损伤，不要在患侧肢体上注射，注意皮肤的清洁卫生。有过丝虫感染的患者也是易感人群。一旦发现水肿应立即就医。经常有皮肤“丹毒”发作的病应积极治疗导致感染的始发因素，如足癣等，增强机体抵抗力。如发现皮肤发红、发热或身体有类似感冒等不适时，应引起重视，及早就医。

37. 胃肠道肿瘤术前需做哪些准备？

包括心理和生理两方面准备。

（1）心理方面准备：术前往往会出现焦虑等情绪改变。因此患者应做好以下注备。

①建立良好的医患关系。

②了解病情和治疗计划。

③详细了解术中、术后可能出现的情况。

（2）生理方面准备：让患者能够维持良好的生理状态，以安全度过手术。

①适应手术后变化的锻炼：如练习床上大小便，练习正确的咳嗽和咳痰方法，术前 2 周开始停止吸烟等。

②备血和补液：纠正术前水、电解质代谢和酸碱平衡失调及贫血状态，术前做好血型鉴定及交叉配血试验，备好一定量的血液制品，

有条件患者可预采自体血。

③预防感染:应包括患者避免交叉感染,医务人员注意无菌原则和术中轻柔操作以减少组织损伤。

④胃肠道准备:患者应在手术前1～2天开始进流质饮食,如果行胃部手术,术前应清洁洗胃。如果行结直肠手术,则应行清洁灌肠,并于术前2～3天开始口服肠道杀菌药物,以减少术后感染机会。其他手术,患者从手术前12小时开始禁食,从术前4小时开始禁水,以防因麻醉或手术过程中呕吐引起误吸、窒息或吸入性肺炎。

⑤营养摄入:择期手术最好在术前1周左右,经口服或静脉提供充分的热量、蛋白质和维生素,以利于术后组织的修复和创口的愈合,提高防御感染的能力。

⑥其他:术前最好能沐浴、理发、剪指甲和更衣以保持清洁,手术前一天或手术当日早晨检查病人,如有发热或女性患者月经来潮,应延迟手术日期;手术前夜可给予镇静药,保证患者的充分睡眠;根据医嘱术前留置胃管,进手术室前排空尿液,必要时留置导尿管;手术前取下义齿,以防误咽等。

38. 胃肠道肿瘤患者术后使用肿瘤疫苗有什么好处?

肿瘤疫苗是近年研究的热点之一,其原理是通过激活患者自身免疫系统,利用肿瘤细胞或肿瘤抗原物质诱导机体的特异性细胞免疫和体液免疫反应,增强机体的抗癌能力,阻止肿瘤的生长、扩散和复发,以达到清除或控制肿瘤的目的。疫苗来源于自体肿瘤细胞的提取物,所以能有效打击肿瘤,防止转移、复发且不伤及无关组织,其抗肿瘤特异性和免疫记忆性是其他方法所不能比拟的。它既可以独立地治疗肿瘤,又可与手术及放、化疗结合,具有疗效高、特异性强、不良反应小等优点,尤其对于中晚期已经发生转移的恶性肿瘤而言,它具有独到的治疗作用,故在肿瘤综合治疗中占有重要地位。

39. 患者腹部手术后为什么要使用腹带?

腹部手术后使用腹带,对于腹部可以起到保护作用,避免意外碰撞或用力时增加腹压等,并能防止因腹压增加而导致的切口裂开。减轻切口水肿和疼痛。

40. 胆管癌患者为什么会出现皮肤瘙痒?

患者因胆管癌引起胆管狭窄时,会导致梗阻性黄疸。梗阻性黄疸时,胆盐沉积,胆汁酸入血,刺激神经末梢而引起皮肤瘙痒。

41. 肝癌患者有必要做手术吗?

肝癌治疗方式仍以手术为主,术后辅助化疗。肿块巨大或者多处转移者不宜手术,这时多采用伽马刀、化疗、介入治疗、中医药、保守治疗等。一旦确诊肝癌,应根据肿瘤的大小、部位、有无肝内外转移及患者全身情况选择合理的肝癌个体化治疗方案。多模式的综合治疗和多学科团队联合诊疗能明显改善患者的预后。肝移植是一种有效根治肝癌的手段,尤其适用于合并肝硬化,肝功能失代偿的小肝癌患者,但对于晚期肝癌应严格把握其适应证。

42. 肝癌晚期可以做肝移植吗?

肝癌晚期患者一般不考虑首选手术治疗,因为癌细胞已经转移,术后容易出现严重的并发症及复发转移症状,不利于患者的康复,甚至增加治疗的难度,所以建议保守治疗。

43. 胰腺癌患者术后为什么容易出现胆瘘、胰漏、肠瘘呢?

因为胰腺癌术中会做胆肠吻合口、胰肠吻合口、肠肠吻合口术,术后可能会出现吻合口闭合不全,大量胆汁、胰液、肠内容物自吻合口直接流入腹腔,腐蚀腹腔内脏,从而出现腹膜刺激征等一系列反应。

44. 胰腺癌患者为什么要监测血糖?

胰腺具有内分泌和外分泌的功能,内分泌由胰岛内的多种细胞参与,分泌多种激素如胰岛素、胰高血糖素等。胰岛细胞分泌的多种激素同时也参与胰腺外分泌。胰腺癌是一种恶性消化系统肿瘤,胰腺癌在发病的早期会破坏胰腺组织,使胰岛素分泌减少,从而引起各种类似糖尿病类的症状,所以胰腺癌的患者需要监测血糖。

45. 卵巢肿瘤患者必须手术吗?

卵巢癌的治疗以手术切除癌肿为首选,辅之以放射治疗、化疗药物治疗及中医保守治疗等。手术是确定诊断、明确分期及了解播散范围的主要方法和最有效的治疗手段。手术要强调手术的彻底性,要根据不同分期、病理及细胞分化等，决定相应的辅助治疗。

46. 子宫肌瘤需要全切吗？

很多女性患有子宫肌瘤并没有什么症状，在妇科检查时偶尔被发现，有些也许终身带瘤也没有被发现。对于小的不影响健康的子宫肌瘤也不必手术切除，只要定期随诊观察即可。因为子宫肌瘤是依赖雌激素的良性肿瘤，恶变率很低，随着年龄的增长，体内雌激素的不断下降，很多患者的子宫肌瘤也会逐渐的萎缩，因此也不需要治疗。

子宫肌瘤的发生跟激素分泌失衡有关，瘤体在5cm以下可以采取药物治疗，以控制肌瘤的增长，超过5cm建议手术治疗，一般单个的肌瘤可以通过手术摘除即可，但是如果子宫肌瘤比较大，已经压迫到邻近的器官，影响了邻近器官的功能，出现了临床症状，有的造成了大出血、贫血，此时子宫肌瘤就需要手术切除。子宫全切也有好处，就是减少复发的可能性。

47. 妇科肿瘤手术切除子宫附件会影响生育吗？

医学上将女性的卵巢和输卵管统称为子宫附件。如果将双侧卵巢切除，会影响生育。如果只切除一侧，另外一侧卵巢是正常的话，仍可以正常排卵、受孕，保持生育功能。并且由于机体的调节作用，该侧卵巢的内分泌功能也会代偿性增强，以适应机体的正常需要，并维持女性的正常特征。

48. 直肠癌哪期手术治疗效果最佳？

在直肠癌早期手术切除是最好的治疗方法。直肠癌的发病进程是肿瘤细胞先后侵犯大肠黏膜层、肌肉层至外皮层。直肠癌早期由于肿瘤细胞只侵犯至黏膜层，此时手术切除即能取得很好的治疗效果。

49. 直肠癌手术可以保留肛门吗？

直肠是大肠中较易发生肿瘤的部位，在大肠癌中占有很高的比例。由于直肠是大肠的最后一段，并且与肛门相连，所以直肠癌容易侵犯肛门及周围组织，其中多数是低位直肠癌。为了减少转移的可能，防止肿瘤细胞切除不尽，过去对于低位直肠癌通常采用的手术方式是腹、会阴联合切除，这种手术方式同时切除癌灶和肛门，并在患者的腹部重新造一个肛门使粪便改道，这给患者带来了很多不便。

现在，很多直肠癌患者都有机会进行保肛手术。所谓“保肛”是指在手术过程中不切除肛门括约肌，保留肛门括约肌的功能，这是科技进步的结果，但是保肛手术吻合口接近肛门，这也是大肠内粪便和液体的必经之道，反复和粪便接触，吻合口常不易愈合，也容易引起感染，严重时可能引起吻合口漏，粪便进入腹腔，可以导致腹腔内感染，引起严重的后果，最终影响手术结果，甚至威胁患者生命。因为保肛手术对不同情况的人有不同的影响，会产生包括肿瘤复发在内的各种问题，对于低位直肠癌的患者是否适合采用保肛手术应咨询资深肛肠外科专家。

50. 术后肠造口出现水肿怎么办?

肠造口术后 2～5 天可见造口黏膜水肿，一般不必处理，1 周后慢慢消失。如果造口黏膜水肿加重，呈灰白色，则应检查造口血供是否充足，并用生理盐水或呋喃西林溶液持续湿敷，必要时加用生物频谱仪外照射。

51. 如何做好肠造口日常护理?

(1)避免重体力活：避免提重物(5kg 以上)以防肠脱垂及疝气。

(2)衣着：穿着宽松舒适的衣物，可与术前衣着一样或适当宽松些，避免腰带压迫造口。

(3)保持适当运动：平时可参加一些体育锻炼，但避免剧烈的运动以及有身体接触的体育项目(如跆拳道等)，可以参加太极拳等活动。

(4)清洁与沐浴：以清水清洗造口周围皮肤，勿用消毒液，如乙醇(酒精)、过氧化氢(双氧水)、安碘伏等。患者可佩戴造口袋淋浴，尽量不要在浴缸中浸泡；在需要更换造口袋时，可除下造口袋直接淋浴，淋浴结束后再贴上新的造口袋。

(5)饮食要均衡：患者在胃肠道功能恢复的情况下，可恢复术前的饮食规律与习惯。①所有蔬菜皆可吃，但长度宜切为 3cm 左右；②吃饭时须细嚼慢咽；③注意水分的摄取，每日宜 1500ml 以上；

④注意勿摄取易引起异味食物，如洋葱、大蒜、蒜头、韭菜、葱等；⑤注意勿摄取易引起产气的食物，如马铃薯、红薯、豆子等；⑥避免摄取不易消化食物，如糯米类、硬谷类，豆类磨品属软质食物可食用；⑦尽量少食辛辣、刺激性、易产气、易激惹的食物与饮料。

下列情形请立即返诊：①如造口旁四周皮肤有发红、疼痛、破皮等；②粪便硬且补充水分后未改善时；③2天未排大便时。

52. 造口出现狭窄怎么办？

肠造口术后1周开始用手指（戴上手套或指套）扩肛，每日1次，能将示指第二节插入即可。肠造口狭窄主要是腹壁孔太小或未切除部分筋膜，或者是感染后形成瘢痕环。轻度狭窄可用上法每日扩肛2次直到能插入示指第二节为止。重度狭窄则需切开或切除造口周围瘢痕组织，重新缝合肠壁与皮肤边缘。

53. 骨肿瘤术后如何预防肾结石？

骨肿瘤术后预防肾结石要注意改变饮食和生活习惯：①多饮白开水，多饮水可使尿液得到稀释；②合理补钙，控制钙的摄入量；③少吃草酸盐含量高的食物，如菠菜、甜菜、草莓、巧克力等；④少吃豆制品；⑤补充纤维素、多吃富含维生素A的食物；⑥适当的活动。

54. 术后留置尿管时间较长患者为什么要进行膀胱功能锻炼？

术后留置尿管时间较长患者失去自我排尿能力，进行膀胱功能锻炼可以锻炼膀胱括约肌的收缩功能，尽快恢复排尿功能。

55. 肿瘤患者术后康复期能适量饮酒吗？

康复期主要是防止复发或转移，饮食以清淡为主，忌食辛辣、刺激性食物。乙醇（酒精）能减低人体解毒功能和生物转化功能，使免疫力下降，酒精在机体内增加致癌物活性，并且具有细胞毒性，故不建议饮酒。

56. 什么样的肿瘤适合做放疗？

（1）适合单纯放疗的肿瘤有早中期鼻咽癌、早中期颌窦癌、早期舌癌、早期喉癌、颈段和中段食管癌、早期宫颈癌、早期霍奇金病和早期前列腺癌等。

（2）适合放疗联合手术的肿瘤有早中期颅内肿瘤、中晚期头颈部肿瘤、早期甲状腺癌、食管下端癌、早中期胃癌、早中期肺癌、恶性胸腺癌、中期宫颈癌、早中期直肠癌、早中期肛管癌、精原细胞瘤和一些软组织肿瘤等。

(3)适合放疗联合化疗的肿瘤有各期的小细胞肺癌、中晚期霍奇金病、各期恶性淋巴瘤和大部分晚期的恶性肿瘤。

(4)有些腺癌、恶性混合瘤不能首选放疗，如乳腺癌、胃癌、结肠癌、直肠癌、肝癌及腮腺混合瘤等，多以手术治疗为主，有时在术前或术后可配合放疗。

57. 术前辅助放疗有什么作用?

(1)通过放疗来缩小肿瘤的大小，从而提高手术切除率，纤维组织增生，癌肿周围的浸润消失，缩小肿瘤的体积，从而提高手术切除率，并能减少手术操作时可能引起的血道和淋巴转移。

(2)减少淋巴结内的转移灶，通过术前放疗，淋巴结内的转移灶被杀灭，癌周血管经放射治疗后管壁增厚，管腔缩小，引起纤维化甚至闭塞，减少转移的机会。

(3)减少局部复发和远处的转移，术前放疗一般可使局部复发率降低 10%左右，即使出现复发，在时间上也明显向后推移，还可使 5 年生存率提高 10%～15%。

58. 放疗能杀死癌细胞吗?

能。放疗是医学术语，是癌症三大治疗手段之一，是用各种不同能量的射线照射肿瘤，以抑制和杀灭癌细胞的一种治疗方法。放疗可单独使用，也可与手术、化疗等配合，作为综合治疗的一部分，以提高癌症的治愈率。放疗后放疗作用不能立即显现，放疗后数天或数周肿瘤细胞开始死亡，放疗结束后瘤细胞坏死仍将持续数周或数月。约 70%的癌症患者在治疗癌症的过程中需要用放射治疗，约有 40%的癌症可以用放疗根治。

59. 放疗患者放射治疗期间应注意哪些问题?

(1)消化道反应：食欲缺乏、恶心、呕吐及腹泻。这种情况对症处理，告知患者多饮水及补充大量维生素，适当用镇静药。

(2)骨髓抑制：白细胞和血小板下降。放疗中注意患者营养，已经有下降者可用药物治疗，必要时可予成分输血。白细胞低于 3×10^9/L、血小板低于 80×10^9/L，要考虑停止放疗，预防感染。

(3)皮肤变态反应：皮肤瘙痒、皮疹样荨麻疹。照射野皮肤禁止肥皂水洗，可用皮肤保护剂。

(4)可用免疫增强药增加机体免疫功能、提高疗效。

(5)局部放疗可引起并发症：放射性食管炎、放射性肺炎、口腔黏膜溃疡等，对症处置。

60. 放疗患者如何保护放射区域皮肤？

(1)穿纯棉、柔软、宽松的衣服，减少对皮肤的摩擦。

(2)外出时尽量避免太阳直射放射区皮肤，如果是头颈部，可以戴帽子和围巾。

(3)洗澡时不要用力搓皮肤，不要用肥皂、酒精等刺激性液体，可用软毛巾轻轻蘸洗。

(4)放射区皮肤不可以贴胶布，不可用热水袋。

(5)干性皮肤反应可用无刺激性的维生素 A、维生素 D 软膏或羊毛脂涂擦，或涂 1%氢化可的松霜剂保护皮肤及止痒。干性脱皮不要用力撕脱。

(6)湿性皮肤应保持局部清洁、干燥，如有水疱时应涂硼酸软膏后用无菌敷料覆盖，待渗液吸收后再暴露。

(7)如局部发生感染，应停止放疗，行抗感染治疗。

61. 放疗后患者体内是否有放射线残留？

放射线只是在放疗机器开动时才有放射线照到人体上，而且主要集中于放射野的范围内。除了肿瘤组织是主要目标以外，对肿瘤附近的人体组织也会产生少量的散射线，但这些作用都发生在原子核外，只要一终止照射，射线也就随之立即消失。所以人体经放疗后，并不会有射线残留。只有使用极高能量的粒子射线照射人体，才有可能对细胞内的原子核也起作用，致使产生某些放射性核素。不过，这类核素所放出的射线寿命都不长，在放射后也只是在短时间内会有残存的射线。所幸的是，目前临床上所应用的射线都还未达到那么高的能量，也就不存在这样的问题。

62. 放疗对造血系统有什么影响?

在放疗期间患者食欲下降,进食过少及放疗对造血系统的影响都可使血象发生变化,尤其是对大范围骨髓、脾、扁骨,如颅骨、肋骨、骨盆、脊柱的放疗,均可抑制血细胞的生成,造成骨髓抑制,使白细胞和血小板锐减,以致出现严重感染、全身乏力、出现出血点。所以在放疗期间应至少 1 周查一次血象,监测血细胞的变化,及早对症治疗以保证治疗的顺利进行。

63. 放射线对骨骼有影响吗?

放射会损害骨内的各种各样的细胞,其中包括造血细胞、股骨头坏死干细胞脂髓细胞、成骨细胞、破骨细胞等。骨内血管也会受损,包括血管内膜水肿、肥厚,管腔狭窄,血管壁硬化或钙化,血管壁通透性、脆性增加,血栓形成,引起骨微循环障碍所致的间接损害。

64. 常规放疗为什么是每周 5 次?

常规放疗是最经典、最普遍的照射方式,几乎适用于需要放疗的全部患者。常规放射治疗的照射模式为每周照射 5 天,每天照射 1 次,每次靶区剂量为 1.8～2.0Gy。主要作用:①让正常组织细胞的损伤有所恢复,因为正常组织细胞的修复比肿瘤组织细胞快;②让对放射线不敏感的乏氧肿瘤细胞转化为对放射线敏感的含氧细胞;③让放疗后对放射线照射不敏感的细胞增殖周期细胞进入放射敏感的增殖周期,让非增殖期的细胞进入增殖期。

65. 为什么放疗时患者会出现口腔黏膜炎?

患有头颈部肿瘤的患者,因不仅肿瘤区域接受治疗,还包括其相应的预防治疗范围,一般口腔、咽喉都在放射治疗野内,所以包括的正常组织范围较大,相应的放疗反应也较大。当放疗至 20～30Gy 时,由于口咽黏膜急性充血、水肿,患者会觉得口干、咽痛,尤其吞咽时加重,有相当多的患者说"连咽唾液都很困难"。随着放疗剂量的增加,有的黏膜破溃形成溃疡,一些坏死物质沉积于此,形成一层白色的膜,我们称之为"白膜",当医生检查时会发现口咽部充血、糜烂、溃疡,并有白膜,一般多见于软腭、颊黏膜等部位。这时患者的反应很重，有的患者甚至滴水不入。

66. 放疗患者出现口腔黏膜炎怎么处理？

对于患者来说应该多含漱，保持口腔清洁，多吃清淡的食物，像牛奶、蛋羹、米粥、梨水、西瓜汁等，忌辛辣食物和烟酒。对于医师来说，可以给患者口服大剂量的 B 族维生素、维生素 C、维生素 E 等，予氯酮喷喉液局部消炎，也可在饭前半小时口服地卡因糖块，减轻下咽疼痛，以利进食。同时还可以配合中草药如胖大海、菊花、麦冬等治疗。大多数患者在经过上述处理后，随放疗野的缩小，症状会逐渐减轻并可以坚持治疗，只有少数患者因种种原因反应很严重以至于暂停放疗。患者可能会有发热、局部化脓等症状，可予输液，全身抗炎等处理。严重反应一般多见于营养差、体质弱的患者及放疗单次剂量高、放疗速度快或合并化疗者。

67. 为什么头颈部肿瘤患者放疗要进行张口锻炼？

由于颞下颌关节及咀嚼肌受射线的作用，发生退行性变和纤维化，肌肉萎缩，关节硬化，以致出现颞下颌关节功能障碍致张口困难，严重影响患者的生活质量。张口锻炼可促进血液循环，每天上下颌牙裂相互撞击，既可锻炼咀嚼肌又可锻炼颞下颌关节，能有效预防肌肉萎缩、关节硬化，提高颈部肌肉肌力等，从而有效地预防放射性张口困难。

68. 头部放疗后为什么会出现头痛？

放射治疗可以引发脑组织水肿、充血，脑组织坏死、颅内压增高，刺激脑膜、血管及神经受到牵拉而出现头痛。

69. 头部放疗后为什么要输入甘露醇？

放射治疗导致脑水肿，甘露醇可使组织间液迅速回收至血管腔内，因此可减轻或消除脑水肿，从而改善缺血区代谢异常，促进脑功能的早期恢复。

70. 食管癌患者放疗后为什么食管会出现哽咽？

由于食管癌的照射部位是食管，因此食管反应是食管癌放疗时最常发生的一种不良反应。由于食管黏膜的充血、水肿，临床表现为已经出现的吞咽困难逐渐加重或进食疼痛，哽咽感，严重影响饮食的摄入。

71. 为什么乳腺癌患者放疗后要进行抬臂锻炼?

抬臂锻炼可以降低淋巴水肿的发生率,促进肩关节活动度的增加。锻炼时,要注意防止照射皮肤的拉伤、撕裂,注意根据情况调整力度和进度。不可在患侧手臂进行静脉输液和穿刺,避免患侧肢体搬动、提拉过重物体,不宜在患侧测量血压,避免皮肤受损,防止肿胀。

72. 放疗中如何预防肺部感染?

肺部感染的预防关键是抗感染和祛除痰液,同时加强对症处理和支持治疗。抗感染治疗除应遵循一般肺部感染的处理原则外,还应注意合理选择抗生素。祛除痰液的方法主要是给予生理盐水与糜蛋白酶等构成的混合溶液行雾化吸入,配合叩背、咳嗽和翻身等,促进痰液排出,防止痰液淤滞而致感染难以有效控制及诱发支气管阻塞和肺不张等并发症。

73. 放射性肺炎会出现什么症状?

急性放射性肺炎是肺部接受放射后较多见且危害较大的并发症之一,当肺放疗 20Gy 后即会有永久性损伤。每 3～4 周照射 30～40Gy,所照射的肺呈现渗出性炎症,病理检查会发现血管壁一系列病理生理变化和相应的血管和肺组织的变化。这种改变在每一个受照射的肺都有呈现,但大多不产生症状,如果此时受感染,即会产生症状即急性放射性肺炎;如果不产生症状,炎症吸收、消失,形成不同程度的进行性血管硬化及肺实质的纤维化,多发生在放疗后 6 个月左右,到 1 年时最为严重。急性放射性肺炎的症状和体征与肺炎没有什么不同,如表现为咳嗽、咳痰、发热、胸痛、气短等,但体温一般在 38℃左右,很少像大叶性肺炎达到 39℃以上,而且胸闷、气短十分明显,较一般肺炎严重,检查时可在肺内听到湿性啰音,白细胞略有增加,最重要的是 X 线胸片显示肺炎的范围与放射野一致。

74. 姑息性放疗对肺癌晚期患者有好处吗?

姑息性放疗是指以解除晚期恶性肿瘤患者痛苦、改善症状及延长其生命为目的的放射治疗。临床上又可分为高度姑息和低度姑息两种。高度姑息治疗用于一般状况尚好的患者，所给剂量为根治量或接近根治量。低度姑息治疗用于一般状况较差或病已到晚期，只希望起到减轻痛苦作用的患者，剂量仅为根治量的1/2或1/3。

姑息性放疗有以下作用。①缓解疼痛：癌症骨转移及软组织浸润等可引起较剧烈的疼痛，如乳腺癌骨转移、胰腺癌侵及后腹壁神经及肛管和直肠癌复发盆腔转移时疼痛等。②缓解压迫症状：恶性肿瘤引起的消化道梗阻、肺癌或纵隔肿瘤引起的上腔静脉综合征、腹腔肿瘤引起的泌尿系统梗阻，以及脑占位病变所致的脑神经症状等。③促进病灶愈合：皮肤癌、口腔癌、阴茎癌、乳腺癌等常伴有组织大面积溃疡，放疗可使病灶缩小并促进其愈合。④控制远处转移灶的发展：如肺癌、乳腺癌的颈部淋巴结转移或乳腺癌卫星小结节转移灶等。⑤止血：如鼻咽癌出血等。

75. 腹部放疗会有什么不良反应?

上腹部肿瘤照射常引起恶心、呕吐、食欲缺乏；下腹部由于肠道受到射线的刺激会出现大便次数增多，严重时还会因为肠道水分吸收能力减弱而出现腹泻。这些消化系统的不适主要还是以对应症状的处理为主，用胃动力药物如甲氧氯普胺(胃复安)、多潘立酮等减轻恶心，止泻药减轻腹泻，必要时需输液以减轻因为腹泻引起的水分大量丢失和电解质的紊乱。

76. 为什么要求放疗患者多饮水?

放疗常会引起全身反应或局部反应，严重的可以影响放疗的继续，停止放疗后则多可恢复，但放疗后期反应多不可恢复。因此必须认真对待，设法减轻全身或局部反应的发生。为了避免放疗后期的反应，在放疗的过程中应该对放疗急性期反应采取积极防护性措施，鼓励患者多饮水，每日饮水量以2000～3000ml为宜，原因如下。

(1)肿瘤患者本身免疫功能下降，加之放疗、化疗所致肿瘤细胞大量破裂、死亡时放出毒素，这些毒素如被机体吸收可以促使患者体温升高。因此，应嘱患者大量饮水以增加尿量，使毒素迅速排出体外，以减轻反应。

(2)肿瘤患者放疗后唾液分泌会大大减少。而人体的唾液含有一定抗体和免疫球蛋白，对口腔起自洁作用，如果唾液减少，口腔内的细菌滋生速度加快，牙菌斑和牙结石飞快“盘踞”口腔，牙齿容易出现问题。因此，肿瘤患者放疗后一定要多喝水，保持口腔湿润度，同时多刷牙，避免口腔内细菌快速滋生，如有必要，可用人工唾液。

(3)盆腹部肿瘤放疗患者，如膀胱癌、宫颈癌、直肠癌、前列腺癌、阴茎癌、卵巢癌等患者，放疗过程中可引起乏力、恶心、呕吐、腹泻，以及因不同程度的膀胱刺激症状(如尿频、尿急)而继发泌尿道感染。因此，应鼓励患者大量饮水，另外多饮水还可以增加尿量，从而达到自行冲洗膀胱的目的。

77. 化疗的目的是什么?

肿瘤的化学治疗即通常所说的化疗。是用化学药物阻止癌细胞的增殖、浸润、转移，直至最终杀灭癌细胞的一种治疗方式，达到治愈、好转，并提高生活质量，延长生存期的目的。它是一种全身性治疗手段，和手术、放疗一起，并称为癌症的三大治疗手段。

78. 化疗对哪些肿瘤的治疗效果较好?

可取得根治性效果的肿瘤有淋巴瘤、睾丸肿瘤、滋养叶细胞肿瘤、某些儿童肿瘤和急性白血病等；术后能提高治愈率的肿瘤有乳腺癌、大肠癌、卵巢癌和软组织肉瘤；可以明显延长生存期的晚期肿瘤有肺癌(包括小细胞肺癌和非小细胞肺癌)、大肠癌、胃癌、卵巢癌、头颈部癌等。

79. 哪些肿瘤不适合化疗?

肾癌、黑色素瘤、前列腺癌、子宫内膜癌等对化疗有一定疗效，但尚未证明能延长生存期，所以不适合化疗。

80. 手术后什么时候开始化疗最好?

要视疾病的轻重、手术创伤的大小和患者的恢复程度而定。创伤大的手术最好在术后 3 周开始，对创伤小、化疗效果肯定的在伤口没拆线之前就可以化疗，一般来说在术后 1 个月内进行。

81. 放疗和化疗同时应用能提高治疗效果吗?

化疗是把化疗药物通过静脉输进体内，达到杀死体内癌细胞，为全身治疗。放疗是通过放射线把局部的癌细胞杀死。化疗与放疗同时应用会提高治疗效果。

同时放化疗,患者的身体素质也是一个重要的参考因素,如果患者身体过于虚弱或者白细胞指数过低就不宜进行联合放化疗。放化疗治疗的同时要注意控制不良反应,这样才能保证后续的治疗不间断。

建议患者及其家属在配合放化疗的同时,要养成良好的生活方式及饮食习惯。乐观的心态对癌症患者减少癌痛和恢复免疫力都有帮助。

82. 化疗药物是如何发挥抗肿瘤作用的?

将抗癌药物通过静脉注射、肌内注射、口服的方式输送到患者体内,这些特殊的药物进入人体后很快分布到全身,可杀灭特定的细胞,尤其是快速增殖的细胞,由于癌细胞的增殖快于正常细胞,抗癌药物的作用原理通常是阻断细胞分裂的机制以抑制癌细胞的生长,从而杀死癌细胞或干扰癌细胞的生长。它也被称为细胞毒药物,主要依据不同的细胞对化疗药物敏感性的不同而进行。

83. 化疗反应越大,疗效就越好吗?

化疗的效果跟反应是没有直接关系的。化疗后恶心、呕吐等反应是越小越好,化疗的效果同这些反应没有直接的关系,并不是说反应越大效果就会越好。

众所周知,化疗药物一般都是毒性比较大的一类药物。临床医师应用化疗药物治疗癌症是化疗药物杀死或杀伤增长较快的恶性细胞。但化疗药物区分正常细胞与恶性细胞的能力不强,对正常细胞也有毒害,会引起明显的不良反应。化疗药物中,有些药物如氮芥、环磷酰胺、阿霉素(多柔比星)等随着药物剂量的增加,疗效也会提高,而且还有可能在一定程度上克服恶性细胞的耐药性。当然,化疗药物的剂量加大,不良反应也就增加,从这个观点看,似乎不良反应越大,化疗效果越好有一定道理。这主要与化疗药物产生疗效的机制与引起不良反应的机制基本相同有关。但是,很多药物的不良反应与疗效并不完全相关,因此,这些药物的不良反应的大小与疗效无相关性。如博来霉素、长春新碱、平阳霉素、优福啶(尿嘧啶)、喃氟啶

(替加氟)等药物,当超出一定剂量范围后,疗效并不增加,而毒性反应明显增加。

此外,随着化疗的辅助用药的进步,药物不良反应所带来的问题得以尽可能地解决。例如,化疗药物引起的外周血白细胞减少,通过在应用化疗药物后加用粒细胞集落刺激因子治疗,如吉粒芬、惠尔血(非格司亭)等,白细胞降低并不明显,而且还能允许化疗药物的剂量增加,使疗效提高;又如大剂量顺铂化疗由于使用了枢复宁(昂丹司琼)这一类止吐药物,呕吐的不良反应并不强烈,而疗效得到了提高,因此化疗的不良反应越大疗效越好的说法并不完全正确。这应根据具体药物、具体化疗方法、是否合并应用辅助用药等而定。原则上应该是通过化疗获得最大疗效,尽可能把化疗药物的不良反应降至最低点。

84. 化疗期间为什么总要抽血化验?

化疗期间定期抽血化验的主要目的是为了及时发现肝肾功能异常、贫血或白细胞、血小板减少及感染、发热、电解质紊乱等情况,以便及时给予治疗处理。

85. 化疗的不良反应有哪些?

目前临床使用的抗癌药物均有不同程度的毒性反应,即药物在杀伤癌细胞的同时,对某些正常的组织也有一定的损害。最常见的不良反应是消化道反应、骨髓抑制和神经毒性,另外也有局部组织坏死和血栓性静脉炎等局部毒性、肺损害、肝损害、肾和膀胱损害、心脏损害、变态反应。具体表现如下。

(1)身体衰弱:患者可出现周身疲乏无力、精神萎靡、出虚汗、嗜睡等。

(2)免疫功能下降:化疗药物可损害患者的免疫系统,导致免疫功能缺陷或下降。免疫功能指标如 E-玫瑰结试验、CH50、C3 补体、T 细胞亚群,NK 细胞活性、白介素Ⅱ等,在化疗后均可不同程度地较化疗前下降。大部分抗肿瘤化疗药物有免疫抑制作用。

(3)骨髓抑制:大多数化疗药物均可引起骨髓抑制,表现为白细胞和血小板下降,甚者红细胞、血红蛋白下降等。

(4)消化道反应:食欲下降、饮食量减少、恶心、呕吐、腹胀、腹痛、腹泻或便秘等。很多化疗药物通过刺激胃肠道黏膜引发上述症状。

(5)炎症反应:发热、头晕、头痛、口干、口舌生疮等。

(6)心脏毒性:部分化疗药物可产生心脏毒性,损害心肌细胞,患者出现心慌、心悸、胸闷、心前区不适、气短等症状,甚至出现心力衰竭。心电图检查可出现 T 波改变或 ST 段改变等。

(7)肾毒性:有些化疗药大剂量可引起肾功能损害而出现腰痛、肾区不适等。

(8)肺毒性:少数化疗药物可引起肺毒性,表现为肺间质性炎症和肺纤维化。临床可表现为发热、干咳、气急,多急性起病,伴有粒细胞增多。环磷酰胺、长春新碱、博来霉素等可引起肺纤维化,拍 X 线胸片可见肺纹理增粗或呈条索状改变。肺毒性对既往肺功能差的患者来说更为危险,甚者可危及生命。

(9)局部反应:绝大多数化疗药物的给药途径是静脉滴注,可引起不同程度的静脉炎,病变的血管颜色变成暗红色或暗黄色,局部疼痛,触之呈条索状。严重者可导致栓塞性静脉炎,发生血流受阻。

(10)神经系统毒性:主要是指化疗药物对周围末梢神经产生损害作用,患者可出现肢端麻木、肢端感觉迟钝等。如长春新碱、长春碱、长春酰胺、诺维本等均可出现不同程度的神经毒副反应。

(11)肝毒性:几乎所有的化疗药物均可引起肝功能损害,轻者可出现肝功能异常,患者可出现肝区不适,甚者可导致中毒性肝炎。

(12)膀胱炎:异环磷酰胺、斑蝥素、喜树碱等可使患者出现小腹不适或胀痛、血尿等一系列药物性膀胱炎症状。

(13)脱发:有些化疗药物可引起不同程度的脱发,一般只说脱头发,有时其他毛发也可受影响,这是化疗药物损伤毛囊的结果。脱发的程度通常与药物的浓度和剂量有关。

(14)远期有致癌作用、不发育和致畸形等不良反应。

86. 化疗期间如何减少消化道反应?

化疗出现恶心、呕吐,可使用 5-羟色胺受体阻滞药于化疗前 0.5~1 小时静脉注射;或用甲氧氯普胺(胃复安)、苯海拉明、地塞米松等,对轻到中度呕吐也有效果;黏膜炎的治疗以对症为主,保持口腔清洁,用消毒液漱口,适当用一些收敛药;有些药物会引起严重的腹痛、腹泻,除即时停药或减量外,应注意积极补液,使用止泻药,一旦有感染迹象,要使用抗生素。

87. 什么叫化疗周期?

在现代癌症和肿瘤化疗中,通常是采取联合化疗方案。一般来说,对实体癌症和肿瘤的化疗,根据机体细胞的增殖周期,依据细胞动力学和药物作用原理,化学治疗过程中留出一定的间歇休息期,让正常细胞多增殖繁衍些,患者体力得以恢复,然后开始下一疗程。当肿瘤缓解以后,还应继续维持用药,防止复发,将 21 天或 28 天规定为一个周期,2～3 个周期为一疗程。

化疗周期正确的计算方法是:从注射或口服化疗药物的第 1 天算起,推算下次接受注射或口服化疗药物的时间。如通常说的 2 周、3 周或 4 周化疗方案,是指前一次接受用药至下一次实际接受用药的间隔时间。每一次化疗的间隔时间为一个周期,在一个周期中不是每天都用化疗药,通常是前 1～2 周用药,后 1～2 周休息,其目的是使患者得以短时休整,待骨髓功能恢复正常水平,但有的化疗药物抑制骨髓的时间较迟,恢复较慢,所以个别方案需 6 周才算一个周期。

88. 肿瘤治疗一般需要几个化疗周期?

多数学者认为正规、足量 6 周期化疗足以杀死体内敏感癌细胞,剩余的耐药癌细胞即便延长数周期也很难奏效,且化疗的不良反应逐渐增强,因此临床上一般进行 4～6 周期的化疗。但要按时门诊检查,及时复查。

89. 为什么应用某些化疗药需要心电监护?

因为部分化疗药物可产生心脏毒性,损害心肌细胞,患者出现心慌、心悸、胸闷、心前区不适、气短等症状,甚至出现心力衰竭。另外,有些化疗药还可引起严重变态反应,引起血压下降、过敏性休克。所以,应用某些化疗药物时需要心电监护。

90. 患者化疗后的排泄物对正常人有伤害吗?

药物进入人体经分解利用后主要通过以下途径排泄:①肾是药物排泄的主要器官,一般药物在体内大部分代谢产物通过肾由尿液排出，也有的药物以原型由肾清除；②有些药物可以部分地通过胆汁分泌进入肠道，最后随粪便排出；③药物及其代谢产物还可以通过汗腺、唾液腺、乳腺等途径排泄；④挥发性药物如吸入性麻醉药等可通过呼吸系统排出体外。因此，患者化疗后，其排泄物对正常人有一定的伤害，接触时应戴手套，处理排泄物后要及时用流动水、肥皂洗手。

91. 化疗后患者的排泄物应如何处理？

肿瘤化疗药物（简称 chemo）不仅能够杀伤肿瘤细胞，对人体正常组织的细胞亦具有损害作用。由于化疗药物可能存在于接受化疗的肿瘤患者的粪便、尿液、唾液、血液、黏液、呕吐物或从患者体内引流出来的体液中，在阴道分泌液和精液中也会有少量化疗药物。因此，为安全起见，美国国立卫生研究院建议人们应避免与化疗药物和接受化疗的患者的排泄物及体液接触。每次接受化疗之后 48 小时内相关人员请遵守以下安全要点。

（1）医护人员：处理或检查取自化疗患者的血液和（或）排泄物时医护人员应该穿戴手套、口罩或护目镜穿隔离衣等。

（2）接受化疗的患者：避免与自身的排泄物接触：每当有可能触碰到自己的体液或排泄物时，请遵守以下安全要点。这些要点包括如何处理尿液、粪便、呕吐物、血液等，及其清理收留体液或排泄物的容器，如便器、便盆或造口术的袋子。

①应该在附近的药店购买好对化疗物安全的乳胶手套或无乳胶手套。

②当触碰任何被排泄物所污染的表面或其中盛有体液的器皿时，请戴手套。如应先戴好手套再触碰便器、便盆、造口术的袋子、尿片、床单或床垫，处理完毕后先戴着手套清洗双手，然后除去手套再清洗双手一次。

③男性应坐在便器上大、小便。

④若将排泄物倒入便器，请注意尽可能将排泄物靠近便器的水面倒入，以防止喷溅，随后放下便器盖冲水 2 次。

⑤便器、便盆每次使用之后宜用肥皂和水清洁，彻底冲洗。

⑥如果使用尿片，请用一次性尿片。

⑦已被药物或自身体液或排泄物弄脏的垃圾应装在防漏塑料袋中,然后将这个袋子放入第二个塑料袋。丢弃弄脏的垃圾时要戴手套,随后戴着手套清洗双手,然后除去手套后再洗双手一次。

(3)处理待洗衣物

①请戴手套处理已被体液弄脏的待洗衣物。

②将待洗衣物单独清洗,即不要与其他待洗衣物在洗衣机内混合洗涤。

③可使用一般清洗剂及热水或温水清洗被排泄物污染的衣物。

④宜立刻清洗待洗衣物,如不能立即清洗,将其放入塑料袋,然后尽早清洗。

⑤处理待洗衣物后,请戴着手套清洗双手,然后除去手套再洗双手一次。

(4)清理溢出物:如果有体液或排泄物溅出或溢出,请按下列原则处理。

①双手先戴上手套。

②用擦手纸浸透并拭去溢出物。

③随后用擦手纸以肥皂和水清洁有溢出物的地方,必要时用水彻底冲洗该处。

④将擦手纸丢入塑料袋内,然后将这一塑料袋放入另一个塑料袋中,并密封袋口。

⑤先戴着手套清洗双手,然后除去手套再洗双手一次。

(5)保护皮肤和眼部

①如果体液接触到了皮肤或眼部,可用肥皂和水清洗皮肤 5 分钟,如果皮肤发红或不适超过 1 小时,请去医院就诊;或用水反复冲洗眼睛 15 分钟,并立刻去医院就诊。

②避免阴道分泌物或精液接触皮肤,如果在化疗后的 48 小时内拟进行性活动,男性患者或男性伴侣应戴避孕套。

92. 化疗的一线治疗和二线治疗是什么意思?

化疗时优先使用的方法叫一线治疗,一线治疗是针对发病初期制订的有效治疗方案,但化疗一般 6～8 次以后会造成严重的耐药,即化疗药对肿瘤治疗收效甚微，这时就可以考虑二线治疗，但通常二线治疗效果远不如一线治疗，且毒性作用更大。

93. 化疗期间我们怎么判断治疗的效果？

实体瘤化疗后评价疗效标准分为完全缓解（CR）、部分缓解（PR）、稳定（S）和进展（P）。完全缓解为所有可见病变完全消失维持4周以上；部分缓解为肿块缩小50%以上，维持4周；稳定为肿块缩小不及50%或增大未超过25%；进展为一个或多个病变增大25%以上或出现新病变。

94. 化疗能够预防肿瘤的转移吗？

在对原发病灶进行有效的处理后（手术或放疗），对可能存在的微小转移灶进行化疗，可以防止肿瘤复发或转移。

95. 多种化疗药同时使用会增加药物毒性吗？

与单一用药相比，联合化疗有明显的优越性。

（1）联合使用不同作用机制的化疗药物，使之在杀灭肿瘤细胞方面产生增效作用，从而提高疗效。

（2）通过使用数种药物，避免了单独使用一种药物剂量过大、时间过长所导致的该药物毒副作用明显增加的可能性。

（3）长期、反复使用同一种药物是导致肿瘤耐药的因素之一。联合化疗可以去除耐药因素，从而减少了癌细胞产生耐药的可能性。

（4）大多数化疗药物不能或者极少进入脑内，因而无法起到预防或者治疗脑转移的作用，联合使用一种能进入脑内的化疗药物，则可弥补许多药物在该方面的缺陷。目前临床上的联合化疗方案是有效且安全的。

96. 化疗后患者血象低都有哪些症状，多长时间能恢复？

化疗后血象低患者表现为头晕乏力、腰膝酸软、心烦不眠、倦怠懒动、心悸不宁等症状，容易并发多器官感染。

化疗后血象低时，通常注射一些粒细胞刺激生长因子，常在48小时后白细胞就能有明显上升。正常后就可以继续化疗。

97. 注射单核细胞集落刺激因子后会有什么不适？

注射单核细胞集落刺激因子后会有以下不适症状：①肌肉骨骼

系统，有时会有肌肉酸痛、骨痛、腰痛、胸痛的现象；②消化系统，有时会出现食欲缺乏的现象，或肝谷丙转氨酶、谷草转氨酶升高；③其他，有人会出现发热、头痛、乏力及皮疹，碱性磷酸酶及乳酸脱氢酶升高；④极少数人会出现休克、间质性肺炎、成人呼吸窘迫综合征、幼稚细胞增加。

98. 治疗过程中出现手脚末梢发麻是怎么回事，如何处理？

长春碱类及鬼臼毒素类药物常引起神经毒性即末梢神经病变，主要表现为指(趾)尖麻木、四肢疼痛、肌肉震颤、腱反射消失等。一般指端麻木可不停药，减少用药剂量即可，如出现末梢感觉消失应停药。化疗如果是含有铂类(顺铂或奥沙利铂)也会导致周围神经炎，肢端遇冷麻木感，注意避免接触金属和冷水，避免进食凉水等食物。此种情况会慢慢消退。

出现末梢神经炎，一般可以吃些营养神经的药物，如维生素 B_1、维生素 B_6 和甲钴胺片等，有条件的可以静脉输入。

99. 异环磷酰胺用于治疗哪些肿瘤，有什么不良反应？

异环磷酰胺为氮芥类抗癌药，用于治疗：①软组织肿瘤、转移性骨瘤、睾丸肿瘤；②恶性淋巴瘤、胰腺癌、宫颈癌、卵巢癌、乳腺癌等；③肺癌等。

异环磷酰胺易引起以下不良反应：①尿路毒性，易引起出血性膀胱炎；②中枢神经系统毒性，感觉迟钝、唤醒困难，在用药 2 小时内可发生意识模糊、幻觉、健忘、小脑症状、意识障碍及癫痫发作，停药后可在 3 天之内自行消失；③骨髓抑制；④其他，恶心、呕吐、轻度腹泻、脱发、肝功能异常，偶有周围神经炎。

100. 长春瑞滨主要用于治疗哪些癌症，不良反应有哪些？

长春瑞滨主要用于非小细胞肺癌(NSCLC)、乳腺癌、卵巢癌、淋巴瘤等。此药治疗 NSCLC 已有较多的资料，单药应用有效率为 14%～30%。与顺铂联合应用有效率为 36%～52%。与多柔比星联合应用疗效有进一步提高。长春瑞滨对卵巢癌也有相当疗效。

长春瑞滨的不良反应：①粒细胞减少，中度贫血；②周围神经毒性反应，一般仅限于深腱反射降低，偶见麻木和感觉异常，长期用药可出现下肢无力；③便秘，麻痹性肠梗阻罕见，偶见恶心和呕吐；④呼吸困难或支气管痉挛，可在注药后数分钟或数小时内发生；⑤可有进行性中度脱发，下颌痛，局部静脉炎。

长春瑞滨局部静脉炎发生率可达36.1%～89.5%，严重影响了肿瘤患者的生活质量及化疗周期的顺利完成，因此使用长春瑞滨时，最好选择深静脉给药如PICC、静脉港、锁骨下静脉等。

101. 健择有哪些临床应用，有哪些不良反应？

健择（注射用盐酸吉西他滨）可用于治疗以下疾病：局部晚期或已转移的非小细胞肺癌；局部晚期或已转移的胰腺癌。吉西他滨与紫杉醇联合，可用于治疗经辅助/新辅助化疗后复发，不能切除的、局部复发或转移性乳腺癌。

健择的不良反应如下。①血液系：吉西他滨具有骨髓抑制作用，应用后可出现贫血、白细胞降低和血小板减少。骨髓抑制常为轻到中度，多为中性粒细胞减少。血小板减少也比较常见。发热性中性粒细胞减少症也常有报道。②消化系统：约2/3的患者发生肝氨基转移酶的异常，但多为轻度，非进行性损害，无需停药。肝功能受损的患者使用吉西他滨应特别谨慎。约1/3的患者出现恶心和呕吐反应。③肾：近50%的患者用药后可出现轻度蛋白尿和血尿，但极少伴有临床症状和血清肌酐与尿素氮的变化，然而，报道有部分病例出现不明原因的肾衰竭。因此，对于已有肾功能损害的患者，使用吉西他滨应特别谨慎。④过敏：约25%的患者可有皮疹，10%的患者可出现瘙痒，通常轻度皮疹，非剂量限制性毒性，局部治疗有效。⑤其他：约20%的患者有类似于流感的表现，大多症状较轻、短暂，且为非剂量限制性。

102. 希罗达是什么药，有哪些不良反应？

希罗达是一种口服抗肿瘤药，通用名为卡培他滨片，英文商品名Xeloda，英文通用名Capecitabine Tablets，是一种对肿瘤细胞有选择性活性的口服细胞毒性制剂。卡培他滨本身无细胞毒性，但可转化为具有细胞毒性的5-氟尿嘧啶，其结构通过肿瘤相关性血管因子胸苷磷酸化酶在肿瘤所在部位转化而成，从而最大程度的降低了5-氟尿嘧啶对正常人体细胞的损害。

适应证为联合多西紫杉醇治疗包括蒽环类抗生素化疗失败的转移性乳腺癌;单药一线治疗转移性直肠癌。

卡培他滨常见的不良反应如下。①消化系统:希罗达最常见的不良反应为可逆性胃肠道反应,如腹泻、恶心、呕吐、腹痛、胃炎等。严重的(3～4级)不良反应相对少见。②皮肤:在几乎50%使用希罗达的患者中发生手足综合征,表现为麻木、感觉迟钝、感觉异常、麻刺感、无痛感或疼痛感,皮肤肿胀或红斑,脱屑、水疱或严重的疼痛。皮炎和脱发较常见,但严重者很少见。③一般不良反应:常有疲乏,但严重者极少见。其他常见的不良反应为黏膜炎、发热、虚弱、嗜睡等,但均不严重。④神经系统:头痛、感觉异常、味觉障碍、眩晕、失眠等较常见,但严重者少见。⑤厌食及脱水常见,但重者极少见。

103. 紫杉醇可以用于治疗哪些肿瘤,有哪些不良反应?

紫杉醇是从红豆杉的树皮中提取的一种抗癌药,主要用于治疗卵巢癌和乳腺癌,20世纪90年代开始应用于肺癌、食管癌、胃癌等治疗的研究。紫杉醇对动物移植性肿瘤B16、lewis肺癌、非霍奇金淋巴瘤等都有较强的生长抑制作用,对大肠癌、黑色素瘤、头颈部癌、淋巴瘤、脑瘤也都有一定疗效。目前是治疗肺癌、乳腺癌、卵巢癌、头颈部肿瘤等常见恶性肿瘤的一线用药,其疗效也已在临床实践中得以证实。

紫杉醇的不良反应如下,①变态反应:发生率为39%,其中严重变态反应发生率为2%。多数为Ⅰ型变态反应,表现为支气管痉挛性呼吸困难、荨麻疹和低血压。几乎所有的反应发生在用药后最初的10分钟。②骨髓抑制:为主要剂量限制性毒性,表现为中性粒细胞减少,血小板降低少见,一般发生在用药后8～10日。严重中性粒细胞发生率为47%,严重的血小板降低发生率为5%。贫血较常见。③神经毒性:周围神经病变发生率为62%,最常见的表现为轻度麻木和感觉异常,严重的神经毒性发生率为6%。④心血管毒性:可有低血压和无症状的短时间心动过缓。⑤肌肉关节疼痛:发生率为55%,发生于四肢关节,发生率和严重程度呈剂量依赖性。⑥胃肠道反应:恶心呕吐、腹泻和黏膜炎发生率分别为59%、43%和39%,一般为轻度和中度。⑦肝脏毒性:为丙氨酸氨基转移酶(ALT)、天冬氨酸氨基转移酶(AST)和碱性磷酸酶(AKP)升高。⑧脱发:脱发发生率为80%。⑨局部反应:输注药物的静脉和药物外渗局部的炎症。

104. 伊立替康药物不良反应有哪些?

伊立替康主要用于治疗成人转移性结直肠癌、小细胞肺癌、非小细胞肺癌、胃癌、宫颈癌、卵巢癌、生殖系统肿瘤、乳腺癌、头颈部肿瘤、肉瘤等。其不良反应有:①骨髓抑制;②迟发性腹泻;③脱发、皮疹、瘙痒、色素沉着等;④可有转氨酶、碱性磷酸酶、乳酸脱氢酶、胆红素升高,总蛋白及白蛋白减少;⑤急性胆碱能综合征等。

105. 顺铂可以治疗哪些肿瘤?

顺铂具有抗癌谱广、作用强,与多种抗肿瘤药有协同作用,并且无交叉耐药等特点,为当前联合化疗中最常用的药物之一。①生殖系统肿瘤:对卵巢癌及睾丸癌疗效显著。亦可用于绒毛膜癌、宫颈癌等其他生殖系统肿瘤。②头颈部癌:鼻咽癌、甲状腺癌、喉癌等。③对膀胱癌、肺癌、恶性淋巴瘤、乳腺癌、肾细胞癌、前列腺癌、软组织肉瘤、恶性黑色素瘤也有一定疗效。④其他:恶性胸腔积液和腹水;与放疗并用,有放射增敏作用。

106. 奥沙利铂的不良反应有哪些?

注射用奥沙利铂用于经氟尿嘧啶治疗失败后的结直肠癌转移的患者,可单独或联合氟尿嘧啶使用。

奥沙利铂与5-氟尿嘧啶使用期间,可观察到的最常见的不良反应如下。

(1)消化系统:单独应用注射用奥沙利铂,可引起恶心、呕吐、腹泻。这些症状有时很严重。当与5-氟尿嘧啶联合应用时,这些不良反应显著增加。建议给予预防性和(或)治疗性的止吐用药。

(2)造血系统:注射用奥沙利铂具有一定的血液毒性。当单独用药时,可引起下述不良反应:贫血、白细胞减少、粒细胞减少、血小板减少,有时可达3级或4级。当与5-氟尿嘧啶联合应用时,中性粒细胞减少症及血小板减少症等血液学毒性增加。

(3)神经系统:以末梢神经炎为特征的周围性感觉神经病变。有时可伴有口腔周围、上呼吸道和上消化道的痉挛及感觉障碍,甚至类似于喉痉挛的临床表现而无解剖学依据,可自行恢复而无后遗症。这些症状常因感冒而激发或加重。感觉异常可在治疗休息期减轻,但在累积剂量大于 800mg/m^2(6 个周期)时,有可能导致永久性感觉异常和功能障碍。在治疗终止后数月之内,3/4 以上患者的神经毒性可减轻或消失。当出现可逆性的感觉异常时,并不需要调整下一次注射用奥沙利铂的给药剂量。给药剂量的调整应以所观察到的神经症状的持续时间和严重性为依据。当感觉异常在两个疗程中间持续存在,疼痛性感觉异常和(或)功能障碍开始出现时,注射用奥沙利铂给药量应减少 25%(或 100mg/m^2),如果在调整剂量之后症状仍持续存在或加重,应停止治疗。在症状完全或部分消失之后,仍有可能全量或减量使用,应根据医师的判断做出决定。

107. 多西他赛可治疗什么肿瘤,有什么不良反应?

多西他赛适用于:①先期化疗失败的晚期或转移性乳腺癌的治疗,除非属于临床禁忌,先期治疗应包括蒽环类抗癌药;②多西他赛适用于以顺铂为主的化疗失败的晚期或转移性非小细胞肺癌的治疗。

多西他赛的常见不良反应如下:

(1)骨髓抑制:中性粒细胞减少是最常见的不良反应,可逆转且不蓄积。

(2)变态反应:部分病例可发生严重变态反应,其特征为低血压与支气管痉挛,需要中断治疗。停止滴注并立即治疗后患者可恢复正常。部分病例也可发生轻度变态反应。如脸红,伴有或不伴有瘙痒的红斑,胸闷,背痛,呼吸困难,药物热或寒战。

(3)皮肤反应:常表现为红斑,主要见于手、足,也可发生在臂部、脸部及胸部的局部皮疹,有时伴有瘙痒。皮疹通常可能在滴注多西他赛后 1 周内发生,但可在下次滴注前恢复。严重症状如皮疹后出现脱皮则极少发生。可能会发生指(趾)甲病变,以色素沉着或变淡为特点,有时发生疼痛和指甲脱落。

(4)体液潴留:包括水肿也有报道极少数病例发生胸腔积液、腹水、心包积液、毛细血管通透性增加以及体重增加。经过4周期治疗或累积剂量后,下肢发生液体潴留,并可能发展至全身水肿,同时体重增加3kg或3kg以上。在停止多西他赛治疗后,液体潴留逐渐消失。为了减少液体潴留,应给患者预防性使用皮质类固醇。

(5)可能发生恶心、呕吐或腹泻等胃肠道反应。

(6)临床试验中曾有神经毒性的报道。

(7)心血管不良反应如低血压、窦性心动过速、心悸、肺水肿及高血压等有可能发生。

(8)其他不良反应包括:脱发,无力,黏膜炎,关节痛和肌肉痛,低血压和注射部位反应。

(9)肝功能正常者在治疗期间也有出现转氨酶升高、胆红素升高者,其与多西他赛的关系尚不明确。

108. 化疗药是不是越贵越好,是不是用得越多越好?

选择化疗药主要看它的疗效而不是看它的价钱。要合理选用药物,不是数量、品种越多越好,一般不超过4～5种。

109. 化疗新药物的临床试验敢参与吗?

化疗新药物在结束动物实验后可以和医疗机构签约应用于临床试验。

药物临床试验是一种新药正式进入临床应用前所必须进行的药物观察期,还包括已经上市的药物扩大适应证,或研究新的治疗方案的安全性和有效性等。其观察目的主要是药物或方案的疗效及不良反应。药物临床试验分为Ⅰ、Ⅱ、Ⅲ、Ⅳ期。

通常情况下,新药在临床试验开始前已经进行了严格的动物实验,其安全性已经有了相当好的确认。尤其是进行Ⅱ期到Ⅳ期临床试验的药物,已经有了前期试验的资料积累,是比较成熟的药物。

新型抗肿瘤药物在上市前必须经过临床试验验证,目前全世界约70%基础及临床研究者致力于抗肿瘤药物的研发,新型抗肿瘤药物层出不穷,新的治疗方案和治疗模式也不断被研究,并在先期试验中已获得较现有抗肿瘤药物更好的疗效才有可能继续进行上市前的临床试验，所以肿瘤患者参与临床试验有机会应用疗效更好的新型抗肿瘤药物。患者有可能有机会免费应用一些已上市的抗肿瘤药物。但药物临床试验有严格的入组条件，临床试验实施的全过程受伦理委员会的审查监督。

110. 化疗后为什么会导致骨髓抑制？

正常情况下，骨髓内细胞的增殖、成熟和释放与外周血液中粒细胞的衰老死亡、破坏和排出呈相对恒定状态。化疗药物（抗肿瘤药物）可作用于癌细胞增殖周期的不同环节，抑制DNA分裂增殖能力，从而起到对肿瘤的治疗作用。但由于化疗药物缺乏选择性，在杀死大量肿瘤细胞的同时亦可杀死不少正常骨髓细胞，尤其是对粒细胞系影响最大，从而出现骨髓抑制。肿瘤患者在化疗中随着化疗药物在体内累积量的增加，其骨髓抑制也逐渐加重。多数抗癌药物的骨髓抑制，出现于用药后1～3周，持续2～4周恢复。

111. 化疗患者会出现贫血吗？

化疗药物引起骨髓抑制，使红细胞生成减少，同时化疗药物又可引起胃肠道不良反应，出现恶心呕吐、食欲下降、消化不良等，使患者发生营养不良。所以化疗患者容易出现贫血。

112. 化疗时患者血小板减少该注意什么？

减少活动，适当休息，避免磕碰引起皮肤及皮下出血；避免进食生硬及有刺激的食物，防消化道出血；用软毛牙刷刷牙，防牙龈出血；遵医嘱应用促进升血小板的药物或输入血小板。

113. 家属怎么配合化疗患者做好保护性隔离？

注意血象变化，每周1～2次检查血常规，当白细胞低于3.0×10^9/L应停止化疗，应用升白细胞药物，并做好保护性隔离。保护性隔离的具体措施为：①给予全身支持疗法，加强营养；②保持空气清新，每日定时开窗通风；③勤换内衣，保持个人卫生；④尽量不去人多的公共场合；⑤及时增减衣服，预防感冒；患有感冒的家属一定要远离患者；⑥出门戴口罩等。

114. 化疗药物损伤肝肾功能怎么办？

治疗过程中出现肝损害加重者应停止化疗。化疗药物引起的肝毒性按不同的情况对症处理,如加用谷胱甘肽、葡醛内酯等保护肝功能的药物;肾功能异常时调整化疗药物剂量或停药。联合用药时避免与氨基糖苷类药物合用。

115. 遇到什么情况要暂时停止化疗?

遇到下列情况应停止化疗:①明显骨髓抑制,如白细胞<3.0×10^9/L;②剧烈的消化道反应,如呕吐、腹泻并影响水电平衡趋势时,或有消化道出血者;③急性感染,体温高于38℃者;④有重要脏器如心、肝、肾等中毒症状者;⑤出现穿孔、出血、栓塞、休克等并发症者;⑥化学性肺炎及肺纤维化。

116. 化疗都会掉头发吗?

不是所有的化疗药都引起脱发。蒽环类、烷化剂、鬼臼毒素类、长春碱类、紫杉醇、5-氟尿嘧啶、甲氨蝶呤等均可引起不同程度的脱发。另外,脱发程度也与个人体质有关。

117. 为什么化疗时要喝很多水?

一些化疗药物是通过肾排泄的,如重金属药物顺铂,如果沉积在肾,容易造成肾功能不全,而多喝水,则会排尿多,可以加速顺铂的排出,减少药物肾损害的可能。另外,在化疗时,大量的肿瘤细胞破坏,释放细胞内代谢产物,这些产物大部分需要通过肾排泄,如饮水较少,容易引起以高尿酸血症、高血钾、高血磷、低血钙和急性肾衰竭为主要表现的一组临床综合征。所以化疗时要喝很多水。

118. 化疗的不良反应一般从什么时候开始?

化疗不良反应按时间先后主要有以下几种:①立即反应,用药后1日到几日出现的反应,主要有恶心、呕吐、发热、皮疹、过敏等;②早期反应,用药后数天至数周出现,主要有骨髓抑制、肝肾功能损害、周围神经炎、腹泻、口腔炎、脱发;③迟发反应,用药后数周至数月发生,主要有贫血、色素沉着、心肺毒性、神经毒性等;④晚期反应,用药后数月至数年发生,有致畸变、生长发育迟缓、不育症、致二重癌等。

119. 化疗后什么时候会出现恶心呕吐?

化疗时恶心、呕吐发生率达70%~80%,常在用药后数小时内发生,有的药物可以引起延迟性的呕吐,具体表现程度因人而异。

120. 肺癌都有哪些类型？

(1)按照病理分为小细胞型肺癌和非小细胞型肺癌。

(2)按照解剖学分类，分为中心型肺癌与周围型肺癌。

(3)按照组织学分类，分为鳞状细胞癌，小细胞癌、腺癌、大细胞癌、腺鳞癌、多型性、肉瘤样或含肉瘤成分癌、类癌、唾液腺型癌、未分类癌。

①鳞形细胞癌(又称鳞癌)：在各种类型的肺癌中是最为常见的，约占 50%，患病的年龄大多在 50 岁以上，男性占多数。大多是起源于较大的支气管，常为中心型肺癌。一般生长的进展速度比较缓慢，病程较长，对放射和化学的疗法较敏感。首先经淋巴转移，血行转移发生较晚。

②未分化癌：发病率仅次于鳞癌，多见于男性，发病年龄较轻。一般起源于较大的支气管，居中心型肺癌未分化的癌恶性度高，生长快，而且较早地出现淋巴和血行广泛的转移。对放射和化学的疗法较敏感，在各型肺癌中是预后最差的。

③腺癌：起源于支气管的黏膜上皮，少数起源于气管的黏液腺。发病率比鳞癌和未分化癌都低。发病的年龄较小，女性相对多见。多数的腺癌起源于较小的支气管，为四面型肺癌。早期一般没有明显的临床症状，往往在胸部 X 线检查时被发现，表现为圆形或椭圆形的肿块，一般生长较慢但有时早期即发生血行转移，淋巴的转移则发生较晚。

④肺泡细胞癌：起源于支气管黏膜上皮，又称为细支气管肺泡细胞癌、细支气管腺癌。部位在肺野的四面。在各型的肺癌中，发病率最低，女性比较多见。一般分化的程度较高，生长较慢，淋巴和血行的转移发生较晚，病变的范围呈局限的结节型，手术切除疗效较好。

121. 小细胞肺癌常用的治疗手段有哪些？

全世界的多数医疗机构，在术前诊断为小细胞肺癌后，都放弃了手术治疗。随着化疗的进步，化学和放射疗法成为小细胞肺癌的标准治疗手段。

122. 非小细胞肺癌常用的治疗方案有哪些？

非小细胞肺癌应首选手术治疗，可根据情况在术前或术后加其他治疗：Ⅰ期首选肺叶切除加胸内淋巴结系统切除及同侧纵隔淋巴结清扫；Ⅰa 期术后不建议辅助化疗；Ⅰb 期术后高危患者建议辅助化疗，不能手术或不能耐受手术者可采取放疗；Ⅱ期应行肺叶切除加胸内淋巴结系统切除及同侧纵隔淋巴结清扫，术后可行辅助化疗，不能手术或不能耐受手术者可采取放疗；Ⅲa 期最好先行新辅助化疗以后再手术，术后根据情况进行辅助化疗或(及)放疗；无法手术的Ⅲa 期和Ⅲb 期行放化疗联合治疗；Ⅳ期行以全身治疗为主的综合治疗。

123. 什么是肿瘤的介入治疗？

是指采用导管、内镜或穿刺针等器械，在 X 线或 CT 等影像设备的监视下，插入人体的血管或腔道，进行疾病的诊断，同时用栓塞、灌注药物等手段治疗肿瘤的方法。

124. 哪些肿瘤可以做介入治疗？

对于失去手术时机，又不适合内科化疗或放疗的晚期肿瘤患者；采用介入性姑息治疗或栓塞化疗，能改善患者一般情况，延长生存时间；或瘤体较大为了减少血液供应、缩小瘤体、减少手术出血、提高手术成功率，术前采用介入治疗。

125. 肿瘤的介入治疗都有哪些方法？

肿瘤介入治疗可分为两大类。一类是血管性介入治疗，是指在 X 线透视、数字减影下，将导管插入肿瘤血管，向肿瘤内注入化疗药物，同时将肿瘤的血管堵塞，使其失去营养供应，达到让肿瘤细胞坏死的目的。包括肿瘤动脉化疗术、栓塞术和化疗栓塞术。另一类是非血管性介入治疗，是指在医学影像设备如 X 线、CT、B 超、MRI 的导引下，利用各种器械，通过血管以外的途径，如经人体生理腔道的自然开口或直接经皮穿刺脏器，对某些肿瘤进行诊断和治疗。如在癌组织内直接注入无水乙醇，放射性核素或直流电等，破坏癌细胞的生长环境，使癌细胞崩解，抑制它的酶活性，促使癌细胞变性坏死。

126. 肿瘤介入治疗的适应证有哪些？

介入治疗是一种局部治疗，它提高了局部的药物浓度，但是不能代替全身化疗。介入治疗的疗效与进行介入治疗器官的血供情况密切相关，因此介入治疗目前主要应用于原发性肝癌和肝转移瘤的治疗，还可用于不能手术的头颈部癌、肺癌或者肺转移瘤。胰腺癌、消化道肿瘤、盆腔恶性肿瘤等也在进行探索性治疗。但是，并非所有晚期患者都能接受这种治疗，如有严重的肝、肾功能不全，全身广泛转移，不能合作的患者就不适于介入治疗。

127. 肿瘤介入治疗有不良反应吗？

肿瘤介入治疗的特点是创伤小、简便、安全、有效、并发症少和明显缩短住院时间。但各种治疗都会有不良反应，比如介入治疗之前需要用泛影葡胺造影，有些人对造影剂会有过敏；造影后如果需要注入栓塞剂，术后栓塞的部位会有疼痛，如果栓塞了比较大的血管，可能会引起相应的组织器官的坏死；如果注入化疗药物，就会有相应的化疗不良反应；如患者凝血功能不好，可能会导致穿刺部位不易止血等。

128. 化疗性栓塞对肿瘤是怎么起作用的？

肿瘤的化疗性栓塞称为肿瘤化疗栓塞术，是一种介入治疗方法，由栓塞术和化疗结合发展而成，有选择性和超选择性局部栓塞化疗之分。化疗性栓塞主要是通过阻断肿瘤血供，又以化疗药物直接杀灭肿瘤细胞。这种手段在临床治疗中晚期肝癌和肺癌等中已有显著成效。

129. 栓塞治疗后为什么患者会出现腹痛和发热？

恶性肿瘤经动脉化疗栓塞术后出现局部疼痛，原因是动脉栓塞后，引起肿瘤和正常组织的缺血、坏死、组织肿胀及动脉痉挛等多种因素导致。肿瘤组织坏死，栓塞剂被吸收时，会造成吸收热，从而引起发热，小于 38.5℃为正常。疼痛可以造成患者精神上过度紧张和焦虑。患者应正确描述疼痛的性质、部位、程度、时间等，医师可根据患者对疼痛的描述选择药物控制疼痛。

130. 肝癌介入治疗为什么会出现腹胀？

肝癌会影响到肠道功能，消化不良会出现腹胀，这是疾病本身的影响造成的，并不会因为肝癌介入治疗而引起腹胀。可以采用腹部热敷，口服甲氧氯普胺等胃肠动力药物缓解腹胀症状。

131. 介入治疗后为什么有些患者会出现呃逆？

呃逆又称打嗝，有些患者特别是肝癌或肺癌患者，由于介入治疗后病灶受化疗药物及其代谢产物、血管栓塞等因素影响，继发性引起膈肌充血或膈肌间受到刺激产生痉挛而出现呃逆。轻者持续 2～3 天，重者可达 1 周以上。轻者嘱患者深吸一口气，然后再慢慢呼出，反复多次，或用纱布包住舌尖轻轻地牵拉多次，一般都可奏效；重者则需应用药物治疗，如丁溴东莨菪碱（解痉挛）、山莨菪碱、利他林（哌甲酯）等肌内注射或足三里注射。

132. 经皮穿刺肿瘤消融治疗都有哪些方法？

该技术的方法是在 CT、彩色 B 超的引导下，将多极子母针消融电极准确刺入肿瘤部位，射频消融仪在电子计算机控制下将射频脉冲能量通过多极针传导到肿瘤组织中，使肿瘤组织产生局部高温（70～95℃），从而达到使肿瘤组织及其邻近的可能被扩散的组织凝固坏死的目的，坏死组织在原位被机化或吸收。

133. 肝癌患者为什么会出现眼结膜及全身皮肤黄染？

肿瘤压迫胆管胆道，导致胆道内压力超过 3.43kPa 时，毛细胆管发生破裂，胆汁通过血管及周围淋巴管进入血液而出现黄疸，导致巩膜、皮肤、黏膜、体液和其他组织被染成黄色的现象。

134. 肝癌患者出现呕血与黑粪是怎么回事？

这是肝癌患者发生了上消化道出血的并发症。肝癌患者常合并有肝硬化而导致门静脉高压症，引起食管下段、胃底静脉曲张。任何原因导致的曲张静脉破裂，均可引起患者呕血或便血。上消化道出血以呕血常见，下消化道出血以血便为主，上消化道的出血被患者吞咽后也会出现血便。

135. 胰腺癌患者术后为什么要从空肠输入营养液？

胰腺癌手术创伤比较大，患者术后恢复时间比较长，胃消化功能比较弱，为保证患者的营养摄入，临床上常选择从空肠输入营养液。从空肠输入营养液有如下优点。

由于营养物质经门脉系统吸收入肝，这对某些脏器，特别是肝的蛋白质合成和其他物质的代谢过程的调节更为有利；营养物质经肠道消化吸收，对胃肠道黏膜有直接营养作用，可以改善和维持肠道黏膜细胞结构和功能的完整性，因而避免了肠外营养时肠道缺乏食物刺激和肠黏膜所需营养素（如谷氨酰胺、短链脂肪酸）供给不足导致的肠黏膜萎缩及消化酶类的活性退化，防止肠道屏障功能受损所致的肠道细菌易位；肠道营养时可增加门脉血流量，促进肠蠕动及胃肠道的内分泌功能；在同样热量和氮量水平的治疗下，胃肠内营养时体重的增加和氮平衡均优于肠外营养。

136. 什么是肿瘤的分子靶向治疗？

分子靶向基因免疫治疗指使用小分子化合物、单克隆抗体、多肽等物质特异性干预调节肿瘤细胞生物学行为的信号通路，从而抑制肿瘤发展。靶向治疗具有基因位点明确、治疗精确、创伤小、痛苦轻、疗效确切等优点，通过口服药物或分子靶向基因免疫治疗联合化疗的方式能达到传统治疗方法相似的疗效，并且这种药物具有特异性，进入人体后会聚集在肿瘤细胞处，不会对正常细胞造成伤害，毒性作用小。

分子靶向治疗的适应证：恶性淋巴瘤、乳腺癌、大肠癌、非小细胞肺癌、胃肠道间质瘤、肝细胞肝癌、转移性肾细胞癌等。也可术前、放疗前或结合其他肿瘤的治疗。

137. 脑胶质瘤可以用氩氦刀治疗吗？

可以。脑胶质瘤为氩氦刀治疗脑肿瘤的适应证之一。

138. 伽马刀是怎么治疗肿瘤的？

伽马刀并不是真正的刀，只是一种射线，治疗时多束射线将能量聚焦成一个焦点，受到该焦点持续照射的病灶会接受到高剂量的射线，而周围的正常组织受到的是扫描式的低剂量照射，肿瘤组织和正常组织之间有一剂量梯度，从而能有效杀灭肿瘤，减轻周围组织损伤。

139. 孩子出现频繁的头痛为什么要重视？

孩子出现频繁的头痛要警惕脑瘤的发生，脑肿瘤是小儿时期最常见的肿瘤，在恶性疾病中的发病率仅次于白血病。各年龄阶段均可发病，5—8 岁是发病高峰。

140. 垂体瘤能根治吗?

目前垂体瘤的主要治疗方法为手术治疗。另外,药物、放射等治疗方法也得到一定程度的应用。但以上几种方法目前均无法对垂体瘤根治,治疗后都有复发的可能。

141. 微创治疗肿瘤效果怎么样?

在肿瘤的临床治疗中,手术、化疗、放疗、中西医综合治疗等传统治疗方法都各有特点和优势,但也都有其局限性与缺陷。微创治疗肿瘤作为治疗肿瘤的新手段,越来越引起重视。随着治疗手段的不断成熟,治疗效果越来越好。现代肿瘤微创治疗大致分为三个方面:①腹腔镜下手术,如应用腹腔镜行结肠癌切除术、直肠癌切除术、胃癌切除术、卵巢癌及子宫肿瘤切除等;②传统手术的微创化改革,如早期乳腺癌行保乳手术,肝癌部分切除等;③其他,如介入治疗、射频治疗、超声聚焦治疗、光动力治疗、微波治疗、氩氦刀治疗、放射粒子植入等。

微创治疗是一种局部治疗手段,在控制和消除局部病灶方面,与化疗和生物治疗等手段相比有绝对优势,但它并非是万能的。需严格掌握适应证,合理选择适当手段,提高治疗效果。

142. 什么是肿瘤的生物治疗?

肿瘤的生物治疗是一种新的肿瘤治疗模式,也称细胞免疫治疗,即利用免疫系统来治疗肿瘤。细胞免疫治疗是基于人体自身免疫系统,通过激发机体的免疫反应来对抗、抑制和杀灭癌细胞。与传统的治疗方法不同,它主要是调动人体的天然抗癌能力以恢复机体内环境的平衡。

生物治疗主要包括:过继细胞免疫疗法(LAK、TIL、CIK、DCs、CD3AK 细胞等)、细胞因子疗法(干扰素、白介素、造血刺激因子、肿瘤坏死细胞等)、肿瘤疫苗与树突状细胞(DC 疫苗)、肿瘤分子靶向治疗、放射免疫靶向治疗、肿瘤基因治疗及生物化疗(生物治疗与化疗联合)。

143. 什么是肿瘤的基因治疗?

肿瘤的基因治疗是指将目的基因用基因转移技术导入靶细胞,

使该细胞表达目的基因而获得特定的功能，继而执行或介导对肿瘤的杀伤和抑制作用，从而达到治疗的目的。

144. 什么是 CIK 治疗？

CIK 被称之为“细胞因子诱导性杀伤细胞”，它是一种异质性细胞群，外周血单个核细胞在体外经多种细胞因子诱导培养产生的一类细胞群，具有显著的抗肿瘤抗病毒活性。CIK 治疗是过程性免疫疗法之一，是目前抗肿瘤最新的免疫治疗疗法，在大部分实体瘤和部分血液系统肿瘤中都发挥了良好作用。其作用机制主要包括以下几个方面：①直接杀伤作用，利用表面抗原与靶细胞识别、结合，然后释放出胞质内的颗粒，直接杀伤肿瘤细胞；②间接杀伤作用，CIK 进入体内后可释放大量抑瘤性细胞因子（IL-2、IFN、TNF 等），通过调节机体免疫功能，间接杀伤肿瘤细胞；③通过 Fas/FasL 系统诱导肿瘤细胞凋亡；④逆转多有耐药性。

145. 肿瘤细胞免疫治疗有什么不良反应？

生物免疫疗法多无任何不良反应，可以有效提升患者的生活质量，激活患者体内免疫细胞，达到杀灭肿瘤细胞的目的；同时机体内免疫细胞分布广泛，可以杀灭残存的肿瘤细胞。并且，生物治疗可以提高机体的免疫和造血功能，对于增强放化疗的耐受和治疗效果具有重要作用。

生物治疗应用的细胞是经过诱导、激活的自体细胞，这种治疗相当安全，有部分病例在细胞回输后 2～10 小时出现 38.5℃以下的发热，伴有或不伴有寒战。如体温超过 39℃，或持续时间＞6 小时，或患者有明显不适，需排除感染因素。部分病例出现变态反应，轻度可表现为皮肤瘙痒、发红或斑丘疹，主要是由异源性蛋白引起，轻者不用处理可自行缓解，重者可进行抗变态治疗。

146. 细胞治疗效果怎么样？

细胞治疗最主要的原理就是把患者的外周血中的单核细胞（属于免疫细胞的一种）在体外分离出来，经过培养，使其具备特异性杀伤肿瘤的能力，同时在体外将这种细胞扩增到一定数量后再回输到体内，杀灭那些肉眼看不见的肿瘤细胞，从而预防肿瘤的复发和转移。在一定程度上解决了患者放化疗后免疫力差,生活质量低的严重问题,并且由于自体细胞免疫治疗的机制可以提高患者免疫力,所以在一定程度上可以大大延缓患者的生存时间。

147. 什么是肿瘤的腔内热灌注化疗?

肿瘤的腔内热灌注化疗是利用热化疗灌注机的体外加热装置将治疗药加热,用体外循环泵导入患者的体腔,并在一定的时间内保持有效温度42.5℃左右,以充分发挥热杀伤机制,达到有效治疗癌性积液的目的。热灌注化疗使热疗与化疗灌注药物产生有机的互补作用,增加患者对化疗的敏感性。能够更有效地杀伤恶性肿瘤细胞,提高患者的生存质量,延长患者的生命,同时又减轻放疗和化疗所产生的不良反应,因而被国际医学界称之为“绿色疗法”。

目前常用的有腹腔热灌注化疗、胸腔热灌注化疗、膀胱热灌注化疗,心包热灌注化疗也在应用研究中。

腔内热灌注化疗的作用原理是:①肿瘤组织细胞与正常组织细胞具有不同温度耐受性,正常组织细胞能耐受45℃高温,而肿瘤细胞在40～43℃就会死亡;②加温可破坏细胞膜的稳定状态,使细胞的通透性增加;③由于通透性的改变,增加了细胞对药物的吸收和渗透;④加温可提高细胞内药物浓度及反应速度;⑤加温可改变药物的代谢机制;⑥加温增加药物与DNA的作用或抑制DNA的修复;⑦腹腔灌注可直接提高腹腔内抗癌药物的浓度,降低体循环药物浓度,提高病灶局部的细胞毒性作用,减少全身不良反应;⑧高浓度化疗药物经门静脉吸收入肝,对转移到肝的癌细胞具有较强杀伤力;⑨大容量液体腹腔灌注可起机械冲洗作用,并可杀死腹腔游离癌细胞。

148. 热灌注化疗适合哪些肿瘤?

(1)腹盆腔恶性肿瘤手术发现冲洗液癌细胞为阳性者。

(2)腹盆腔恶性肿瘤手术发现肿瘤沙粒样广泛转移,肠系膜大网膜表面转移,未形成或只形成<0.5cm以内的肿瘤时。

(3)消化管道恶性肿瘤术中发现肿瘤浸润全层,及侵及周围邻近组织者,种植或淋巴转移的概率较高时,手术中发现肿瘤浸润全层并形成与周围粘连无法切除时，可行腹腔灌注热化疗以创造再手术的可能性。

(4)腹盆腔恶性肿瘤手术后发生种植转移，肿瘤＞2cm 时，可先行将肉眼可见的肿瘤切除，术后行腹腔灌注热化疗术；腹盆腔恶性肿瘤手术后预防肝转移及淋巴转移；腹盆腔恶性肿瘤手术后淋巴结转移、肝转移的治疗；主要杀灭残余及腹膜微小种植灶。

(5)癌性腹膜炎造成的腹水。

(6)胃肠道或妇科恶性肿瘤姑息切除术后。

(7)确诊时已属不能手术的晚期胃肠癌及妇科恶性肿瘤，腹腔热灌注化疗使肿瘤缩小，让患者重新获得手术机会。

(8)恶性肿瘤腹腔内复发、转移、恶性腹水，可以抑制肿瘤生长，减轻痛苦，延长生存期。

149. 腔内热灌注化疗有什么优点?

腔内热灌注化疗时药物在体腔内组织的浓度远高于血浆浓度，能有效杀伤腹腔内转移癌灶，又不会产生较大全身毒性。

150. 全身热疗可以治疗肿瘤吗?

全身热疗是指使用各种加热方法使人体温度升高而达到治疗温度并维持一定时间的一种热疗方法，目前多采用红外线体表加热的方法来实现。主要是针对化疗无效或耐药的恶性肿瘤，可起到抑制肿瘤增长、改善临床症状和生存质量、延长生存期的良好疗效。全身热疗还不能作为一种单独根治肿瘤的方法，所以需与手术、化疗、放疗联合应用，增强对肿瘤的治疗效果。

151. 腔内给药后患者为什么要变换不同的体位?

腔内给药后，为了增加药物的治疗效果，需要让患者变换不同的体位使腔内脏器全面接触到加热后药物，以增加药物在体内的吸收与利用。

152. 膀胱灌注前为什么限制饮水?

膀胱灌注是为了治疗膀胱肿瘤，限制饮水是为了减少尿液形成，减少尿液对药物的稀释，同时保证药物在膀胱内停留的时间，以达到最大的治疗效果。

153. 中医治疗肿瘤效果好吗？

中医治疗肿瘤主要着手于肿瘤的癌前病变、放化疗的不良反应及晚期肿瘤患者延长生存周期等方面，目前主要是一种辅助的治疗手段。在治疗肿瘤方面亦有独特的疗效，在许多方面可弥补西医之不足。临床使用的化疗药品伴有一定的毒性作用，人们试图在自然的传统医药领域寻找中医药治疗肿瘤的方法，特别是在增效减毒、改善肿瘤患者的生存质量和延长生存期方面，进行了许多有益的尝试，并取得了令人鼓舞的成就。中医对肿瘤病因病机的认识与对多数疾病的认识一样，认为肿瘤是属于整体性疾病的局部表现，肿瘤的产生并非是人体某个局部的问题，而是由内因、外因以及患者体质因素等多方面的因素导致的。

其病理机制主要有：①正虚邪实；②气滞血瘀；③脏腑失调；④痰湿凝聚；⑤毒热内结。

在中医辨证论治体系中，治法从属于治则，其内容十分丰富，常用治法有扶正培本、理气活血、清热解毒、软坚散结、化痰祛湿、以毒攻毒、养阴清热、健脾益肾、对症治疗等。

(1)扶正培本法：扶正培本治则所属治法较多，包括补气养血、健脾益胃、补肾益精等，但目的在于增强机体抗病、防病及其适应能力。扶正培本治疗肿瘤的作用是多方面的，概括起来包括：①提高临床疗效，延长生存期；②减轻放疗及化疗的毒性作用；③提高手术效果；④治疗癌前病变；⑤抑癌抗癌；⑥提高机体免疫力；⑦促进骨髓造血干细胞的增殖等。

(2)理气活血法：①能增强手术、放疗、化疗和免疫治疗的疗效，活血化瘀药物主要能改善微循环，促进炎症吸收，从而减轻病理损害，促进增生或变性的结缔组织复原；②调整机体的免疫功能，活血化瘀药物对机体免疫功能有双向调节作用，既有免疫抑制作用，又有免疫增强作用，活血化瘀药为主的方剂能显著增强实验动物巨噬细胞百分率；③调节神经和内分泌功能，活血化瘀药对中枢神经系统有调节作用，可恢复内环境平衡，有助于对肿瘤的抑制，又能调整体内内分泌的功能；④预防放射性纤维化，减少不良反应；⑤杀灭肿瘤细胞，据动物实验筛选及临床实践，活血化瘀药物中具有灭癌和抑瘤作用的药物有红花、延胡索、乳香、没药、穿山甲(代)、土大黄、全蝎、蜈蚣、僵蚕、牡丹皮、石见穿、斑蝥、五灵脂、归尾、喜树、降香等；⑥对抗肿瘤细胞引起的血小板聚集及瘤栓的形成。

(3)清热解毒法：有关清热解毒药抗肿瘤的药理研究报道较多，其作用概括起来包括以下诸方面。①直接抑制肿瘤的作用，经抗癌活性筛选，清热解毒药的抗癌活性最强，如白花蛇舌草、山豆根、半枝莲、穿心莲、蒲公英、冬凌草、臭牡丹、青黛、龙葵等均有不同程度的抑瘤作用；②调节机体免疫功能，许多清热解毒药物如白花蛇舌草、山豆根、穿心莲、黄连等能促进淋巴细胞转化，激发和增强淋巴细胞的细胞毒作用，增强或调整巨噬细胞吞噬作用，提高骨髓造血功能；③抗炎排毒作用；④调节内分泌功能，清热解毒药如白花蛇舌草、山豆根等能增强肾上腺皮质的功能，影响肿瘤的发生和发展；⑤阻断致癌和反突变作用。

(4)软坚散结法：软坚散结药物抗肿瘤主要在于直接杀伤癌细胞等作用。有报道称，软坚散结药物的体内体外实验结果均表明，对体外肝癌细胞有直接杀死和抑制作用，从而延长患者的寿命。

(5)化痰祛湿法：实验研究表明，有些化痰祛湿药对肿瘤有直接抑制作用。

(6)以毒攻毒法：以毒攻毒药物的特点是有效剂量和中毒剂量很接近，故临床应用以毒攻毒药物防治肿瘤时需慎重地掌握有效剂量，并适可而止，并可继之使用无毒或小毒的药物以扶正祛邪。

(7)养阴清热法：养阴清热法为肿瘤防治常用方法之一，尤其在肺癌、肝癌、肾癌、食管癌、鼻咽癌等肿瘤中应用更为广泛。养阴清热法既可应用于肿瘤的某一阶段，也可用于全程治疗，还能应用于肿瘤的并发症，此法可归于培本扶正法范畴。临床应用较为灵活，多与益气、养血、软坚、解毒等诸法联用，对证属阴津亏耗之肿瘤多有效验。

(8)健脾益肾法：肿瘤发病是一渐进过程，日久多有脾肾受损。补益脾肾，扶助正气，有利于正气的恢复和抗邪，又有利于放疗、化疗及手术治疗，提高机体的抗病力和适应能力，故健脾益肾法也为防治肿瘤的常用方法之一。健脾益肾法抗肿瘤的实验研究报道较多,其作用机制包括抗癌抑癌作用,提高机体免疫力,减轻放疗、化疗的毒性作用等。

(9)对症治疗法:肿瘤除本脏腑组织器官受累外,尚多影响全身功能状况而表现为全身伴随症状或累及相近相应组织器官的局部症候,如发热、疼痛、出血、贫血、昏迷、黄疸、胸腔积液、腹水、咳嗽、呕吐等。

中医药治疗肿瘤还包括针灸、推拿按摩等诸多方法。大量的临床实践与现代研究证明,中医药是能够用于多数肿瘤治疗或辅助治疗的,是有前途的治疗方法之一。一般来讲,只要辨证得当,用药合理,中医药可用于各个系统、各种肿瘤的治疗。与其他疗法一样,中医药治疗肿瘤也不可避免地存在一些局限性,个体差异也很明显,对于肿瘤患者更要充分地认识到这一点,不能过分依靠单方秘方或某种治疗方法,因拒绝现代医学的正规科学治疗而失去良好的治疗时机。随着现代科技的引入,尤其是对中药抗肿瘤活性成分的研究及剂型改进等方面的进一步研究,以及临床中西医结合的广泛开展,必将更加突出显示中医药在治疗肿瘤方面的重要作用与良好功效。

154. 抗癌的中草药有哪些?

(1)抗肿瘤的相应中草药:灵芝、红豆杉、冬虫夏草、西洋参、黄芪、当归、三七等。

①各种肿瘤:斑蝥、蜈蚣、壁虎、全蝎、水蛭、土鳖虫、夏枯草、铁树叶、野百合等可用于辅助治疗各种肿瘤。

②胃癌:喜树、水梅根、藤梨根、水红凌等可辅助治疗胃癌。

③食管癌:猫眼草(小狼毒)、板蓝根、黄药子、急性子、鬼针草等可用于辅助治疗食管癌。

④肝癌:蟾皮、天葵子、凤尾草、半边莲、猪殃殃、天胡荽、平地木等可辅助治疗肝癌。

⑤肺癌:白花蛇舌草、半枝莲、鱼腥草、山海螺、白英(白毛藤)等对辅助治疗肺癌有一定疗效。

⑥胰腺癌:牛黄、青黛、野菊花等可辅助治疗胰腺癌。

⑦宫颈癌：天南星、莪术、半夏可辅助治疗宫颈癌。

⑧白血病：猪殃殃、羊蹄草、长春花（日日红）等可辅助治疗白血病。

⑨乳腺癌：山慈姑、蒲公英、芙蓉叶、玉簪花等可辅助治疗乳腺癌。

不过专家也提醒，由于中草药有一定的毒性作用，患者不可自行服用，应在医师指导下使用。

（2）临床常见的具有抗肿瘤功效的中药

①灵芝：有提高免疫功能，抑制癌细胞，治疗白血病的作用。灵芝是最佳的免疫功能调节和激活剂，它可显著提高机体的免疫功能，增强患者自身的抗癌能力。能保护癌症患者体内正常细胞的 DNA 不再氧化及被癌化，防止癌细胞的再生。

②红豆杉：又称紫杉，属国家一级保护的珍稀常绿乔木，枝、叶、皮、根可提取昂贵抗癌药物——紫杉醇。从红豆杉的树皮和树叶中提炼出来的紫杉醇对多种晚期癌症疗效突出，被称为"治疗癌症的最后一道防线"。

③蟾蜍：具有解毒、镇痛、开窍等功效。现代常用于治疗肿瘤。蟾衣是蟾酥浆液的表皮包衣，最近科研人员发现蟾衣还有抗肿瘤、抗病毒等多种功能，可用于治疗多种恶性肿瘤、肝炎、带状疱疹、肝腹水、肾病、乳腺增生、子宫肌瘤等疑难杂症。

④冬虫夏草：是一种传统的名贵滋补中药材，有调节免疫系统功能、抗肿瘤、抗疲劳等多种功效。

⑤西洋参：主要成分为人参皂苷、挥发油、树脂等。西洋参茎叶中尚含人参皂苷 Rh1，含量为 0.001％左右。西洋参总苷与人参皂苷均有显著抗疲劳、抗利尿、抗缺氧能力，但作用强度有别。抗利尿作用人参明显高于西洋参，强壮作用西洋参也较人参弱。

⑥全蝎：主要药用成分为蝎毒素，包括神经毒素和细胞毒素，具有息风镇痉、消炎攻毒、通络止痛的功效。蝎毒对神经系统、消化系统、心脑血管系统、癌症、皮肤病等多种疾病，以及对人类危害极大的各种病毒均有预防和抑制作用。全蝎跟多种药材配伍可用于多种恶

性肿瘤的治疗。

⑦黄芪:黄芪能增强网状内皮系统的吞噬功能,如与灵芝、党参合用,此作用更为明显。黄芪对干扰素系统有促进作用。黄芪及黄芪多糖可以使动物脾内浆细胞增生,促进抗体合成,对体液免疫有促进作用。

⑧当归:最近有报道称从滨海当归中分离到具有抗癌作用的8种化学成分。这些成分对小鼠皮肤癌有治疗作用。

东当归的热水提取物的非透析部分,作用于β淋巴细胞。为一种β细胞的分裂剂。在抗体产生系中可能起佐剂作用,从而提高机体对肿瘤细胞的免疫功能。

⑨三七:主治化瘀止血,活血消肿定痛。临床上常用治疗肺癌、食管癌、宫颈癌等癌瘤属瘀血阻滞或兼出血者。

⑩绞股蓝:绞股蓝对小鼠肉瘤可抑制瘤大小40%。实验证实,服用绞股蓝可明显抑制瘤细胞DNA合成,提高外周血中细胞总数、TH细胞、B细胞总数、IgM、IgG,在抑制肿瘤的同时提高免疫,双管齐下,抗肿瘤效果更好。绞股蓝在治疗肝癌、结肠癌、肺癌等多种恶性肿瘤上有一定的功效,但是需要计算好剂量。

155. 空气负离子自然疗法对肿瘤有效吗?

空气负离子对癌症中的有效理疗作用已经被多个权威研究所证实,临床实验表明,人体细胞电子被抢夺是万病之源,活性氧(自由基ORS)是一种缺乏电子的物质(不饱和电子物质),进入人体后到处争夺电子,如果夺去细胞蛋白分子的电子,使蛋白质接上支链发生烷基化,形成畸变的分子而致癌。该畸变分子由于自己缺少电子,又要去夺取邻近分子的电子,又使邻近分子也发生畸变而致癌。如此恶性循环就会形成大量畸变的蛋白分子,这些畸变的蛋白分子繁殖复制时,基因突变。形成大量癌细胞,最后出现癌症。而当自由基或畸变分子抢夺了基因的电子时,人就会直接患上癌症。人体得到负离子后,由于负离子带负电有多余的电子,可提供大量电子,而阻断恶性循环,癌细胞就可防止或被抑制。

也有相关实验表明负离子能够通过调节因恶性肿瘤引起的体内

的酸碱失衡及氧化还原状况失衡，维持体内环境的稳定性，促进正常的细胞代谢，减轻、消除化疗的不良作用。

156. 肿瘤患者出现心包积液是怎么回事?

心包为脏层心包和壁层心包之间的潜在腔隙，是一个由数毫升浆液充填的浆膜囊，其间如积聚过多液体，称为心包积液。恶性肿瘤出现心包积液，是恶性肿瘤终末期的表现之一，是肿瘤细胞弥散性的广泛的播散在心包腔表面，引起心包本身分泌和重吸收心包积液的功能受到损害所致，导致心包腔内的液体增多，出现心包积液。肿瘤性心包炎渗液呈现浆液血性，发展迅速，可致急性或亚急性心脏压塞。纵隔淋巴瘤和霍奇金病常出现无症状性心包渗液，这些暂时性心包渗液，可能是淋巴回流障碍的结果。纵隔胸腺瘤和原发性心脏肿瘤也可并发暂时性心包积液。

157. 肿瘤患者为什么会出现胸腔积液?

肿瘤患者出现胸腔积液可能是感染性的，由细菌或者病毒感染引起的，也可能是其他部位恶性肿瘤直接侵犯和转移而来，还包括淋巴结的阻塞以及伴发的阻塞性肺炎和肺不张。多数为渗出液，恶性胸腔积液的特点为增长速度快，多呈血性。极为罕见的肺癌可发生自发性气胸，其机制为胸膜的直接侵犯和阻塞性肺气肿破裂，多见于鳞癌，预后不良。

158. 肿瘤患者出现腹水是怎么回事?

腹水的形成是腹腔内液体的产生和吸收失去动态平衡的结果，每种疾病腹水的形成机制是几个因素联合或单独作用所致。恶性肿瘤导致的腹水，包括腹膜转移癌、广泛肝转移、肝细胞癌及原发于腹膜的间皮瘤等，形成的机制取决于肿瘤的位置。腹膜转移癌因癌细胞附着在腹膜上，导致蛋白含量高的液体渗入腹膜腔。广泛肝转移因肝组织被癌细胞代替和(或)门静脉被癌栓阻塞导致门静脉高压形成。肝细胞癌导致门静脉高压形成或门静脉血栓形成。此外，肿瘤患者的低蛋白血症也可加重腹水的形成。

总的说来，肿瘤患者腹水成因主要包括以下几方面。

(1)血浆胶体渗透压降低：肿瘤晚期患者因肿瘤消耗、放化疗引起的食欲减退、恶心呕吐等原因，导致机体营养缺乏，形成低蛋白血症，引起全身水肿，腹水是其中一种表现。

(2)钠水潴留：化疗会引起心肾功能损伤，晚期肝癌引起大量腹水使有效血容量减少，刺激容量感受器及肾小球装置；交感神经活动增强激活肾素-血管紧张素-醛固酮系统；抗利尿激素释放增加，使肾血流量减低，肾小球滤过率下降，肾小管回吸收增加促使钠水潴留，使腹水持续不退，因此认为肾的钠、水潴留是腹水的持续因素。

(3)腹膜血管通透性增加：腹膜的炎症、癌肿浸润或脏器穿孔引起胆汁胰液、胃液、血液的刺激均可促使腹膜的血管通透性增加而导致腹水形成。

159. 肝癌患者放腹水为什么不能一次放干净？

腹水中含钾比较丰富，体内大量丢失钾以后，会导致低钾性的碱中毒，体内的环境偏碱性，容易导致血氨升高，腹水一次放过多会导致肝性脑病，同时会造成电解质紊乱以及大量蛋白丢失。所以腹水尽量不要一次性放干净，一次放液量以不超过1000～3000ml为宜。

160. 癌症没有症状就不需要治疗了吗？

早期癌症，病变范围小，患者一般体质还好，这时要当机立断，迅速采取有效消灭癌症的治疗措施，包括手术切除根治、根治性放射治疗和化学药物治疗等，如果拖延、贻误时机，则后患无穷。癌症没有症状也要积极治疗，应防止癌症进一步扩散。

161. 肿瘤患者化疗期间出现便秘怎么办？

有些患者出现便秘是由于化疗药物对消化道黏膜造成损伤或药物引起肠道末梢神经麻痹的影响；另一些人出现便秘是因为他们相比平常活动量或营养量减少，或者服用了某种镇痛药造成肠蠕动减慢。如果2天以上没解大便，要告知医师，也许需用泻药或灌肠药。在未同医师商量之前，特别是白细胞数或血小板数很低时，不要使用这些办法。

可以尝试以下办法来解决便秘：多饮用水来松弛肠道，温水和热水特别见效；多吃含纤维多的食物，如糙米、麦片、蔬菜、新鲜或晒干的水果、干果和爆米花；锻炼，出门散步和做操对解决便秘都有帮助，增加活动量之前应同医师商量；如果没有疾病禁忌，可以进行腹部按摩来直接促进肠蠕动。

肿瘤患者发生便秘时应积极合理治疗，防止出现肠梗阻或肛裂、肛周感染。

162. 肿瘤患者化疗期间出现腹泻怎么办？

腹泻的原因有多种：①药物造成肠蠕动加快；②患者抵抗力下降或菌群失调出现肠道感染；③食用不洁食物；④食用生冷食物；⑤消化不良。

出现腹泻首先要查明原因，在去除、治疗导致腹泻的因素的同时，应注意以下原则。

(1)勿吃刺激消化道的食品(如渣多的食品、粗粮食品、油炸或油腻食品、果仁、水果或生的蔬菜、果冻、浓香料以及含有咖啡的食品)。勿喝含有咖啡因、乙醇或二氧化碳气的饮料。

(2)不要吸烟及使用其他烟草类产品。

(3)不要喝牛奶和用奶制品。

(4)不要吃太热、太冷的食品。

(5)不能几天只喝清汤或果汁。

(6)及时通知医师，必要时服用止泻、收敛药，并补充丢失的水分。

(7)便后清洗肛门，保持局部干燥，可用吹风机吹干，避免发生肛周皮肤淹红、溃疡。

163. 肿瘤患者出现顽固性呃逆怎么办？

肿瘤患者出现顽固性呃逆(打嗝)(IH)一般属于膈肌痉挛，临床目前没有单一特效药物，可在用药物的同时辅以针灸、穴位按压等中医手段治疗。

(1)治疗呃逆，首先要治疗引起呃逆的原发疾病，其次才是对症治疗。下面介绍一些简便而实用的方法，多能够阻断神经反射而使呃逆中止。

①分散注意力，消除紧张情绪及不良刺激。

②先深吸一口气，然后憋住，尽量憋长一些时间，然后呼出，反复

进行几次。

③喝开水，特别是喝稍热的开水，喝一大口，分次咽下。

④洗干净手，将示指插入口内，轻轻刺激咽部。

⑤将1匙白糖放入口中吞下，不要用水冲。

⑥牛饮法：一口气，连续吞咽数口水。

⑦点压穴道法：患者坐、站均可，但全身要放松，调匀呼吸，施术者用两拇指重按患者两眉头处（攒竹穴），持续按压1～2分钟即可止嗝；亦可用两拇指按压两耳垂后面的骨缝（翳风穴），向前内方向用力，使其产生强烈的酸胀感，持续按压片刻，呃逆即可停止。

⑧颈动脉窦压迫疗法：嘱患者用手指指腹轻轻揉压单侧颈动脉窦（位于气管两侧搏动处）。注意严禁双侧同时压迫，以防脑缺血而发生意外。

⑨足部疗法：嘱患者用手指稍加压力揉搓足底（位于涌泉穴内下旁开1寸处），直至呃逆停止。

（2）临床常用的治疗药物

①调节电解质药物：有文献报道称患者电解质紊乱，特别是伴有低血钠、低血钙、低血镁、低血钾等，经补充电解质后呃逆得到终止或明显缓解。低血钠致呃逆的机制不明，但IH的发生与血钠降低有着密切的关系；低血钙、低血镁时神经纤维和骨骼肌的应激性增高，即阈值降低。临床上可出现一系列神经、肌肉应激性增高的表现，加上一些患者进食少和长时间卧床，胃排空减弱和胃液潴留，迷走神经受到刺激，从而导致IH的发生。

②抗精神病药：氟哌啶醇5mg静脉滴注或肌内注射每天1～2次，好转后改为口服维持；氯丙嗪25～50mg，每天3次口服，但此法在老年患者尤其有心血管病者应慎用。氟哌啶醇和氯丙嗪抗呃逆的作用可能与其阻断上行网状激活系统，抑制膈神经的兴奋性有关。

③抗抑郁药：多塞平25～50mg，每日3次口服，其抗呃逆的机制可能是一方面通过其中枢及周围抗胆碱作用，另一方面通过中枢镇静作用达到抑制呃逆中枢停止呃逆的作用；阿米替林30mg，每日3次口服；丙米嗪，每日25mg渐增至每日225mg。

④中枢兴奋药：哌甲酯（利他林）10～20mg 肌内注射，反复发作者可重复注射。其终止呃逆的机制可能是通过中枢内脏神经的调节作用，亦或使膈神经过度兴奋而达到抑制状态；尼可刹米 0.375g 肌内注射，止呃机制不明，可能是该药对呼吸中枢的兴奋作用，使呼吸加深加快，膈肌活动度增大，达到缓解膈肌痉挛而终止呃逆。

⑤钙离子拮抗药：硝苯地平 10～20mg 舌下含服或吞服，每日 3 次，一天总量不宜超过 60mg；盐酸氟桂嗪 10mg，每日 2～3 次，口服，待呃逆停止后改为每天 1 次口服巩固治疗；尼莫地平舌下含服及口服治疗顽固性呃逆也取得了较好疗效。

⑥抗胆碱药：安坦又称苯海索，是中枢性抗胆碱药，临床上多用于治疗震颤麻痹。用于治疗本病每次 4mg，每日 3 次口服，用药 2～3 天；东莨菪碱 0.3mg 肌内注射或阿托品等药物肌内注射。

164. 静脉化疗为什么会出现静脉炎?

一些长期化疗的患者可能出现静脉炎，这主要是因为有些化疗药物对血管内膜有较大的刺激性，其主要机制如下。

（1）直接毒性作用：化疗药物作用于细胞代谢周期的各个阶段，在杀伤肿瘤细胞的同时，对正常的细胞和组织亦有一定的损伤，可以使血管内皮细胞坏死脱落。

（2）药物引起血浆 pH 改变：血浆正常 pH 为 7.35～7.45，超过此范围无论是偏酸、偏碱，都可以干扰血管内膜的正常代谢和功能，而发生静脉炎。

（3）与Ⅰ型变态反应有关的过敏症状：多柔比星、环磷酰胺、氟尿嘧啶、丝裂霉素、顺铂等均易引起变态（过敏）反应，使血管通透性增加，药液外渗导致静脉炎。

（4）机械刺激和损伤：长期输液或静脉注射给药，使静脉内膜发生一定程度的损伤，导致静脉内膜炎。

（5）药物刺激：药物浓度高，输入速度快，超过了血管缓冲应激的能力，或在血管受损处堆积，均可使血管内膜受刺激导致静脉炎。

（6）操作不当：如在同一静脉反复穿刺。

静脉炎多表现静脉局部疼痛、红肿、水肿，一般是沿血管走向的疼痛，重者局部静脉呈条索状，甚至出现硬结的炎性改变。如果癌症患者的化疗需要长期反复注射，那么一定要及早有计划的保护好血管，最好选择经外周静脉穿刺中心静脉置管（PICC）、经锁骨下静脉穿刺中心静脉置管术（CVC）或静脉港等深静脉导管。如果不能选用，药物注射时一般应从远端血管开始，逐渐移至近端，选用较粗较直的血管，先小静脉再大静脉。注射部位也最好每日更换，如可双上肢交替注射。输注化疗药物时选用精密过滤输液器，以预防出现静脉炎。

165. 出现静脉炎可以热敷吗？

由化疗药物引起的静脉炎，一般如果静脉炎发生在 24～48 小时，可以采取冷敷。用毛巾包裹冰袋，冷敷穿刺点处（持续冰敷防冻伤）。这是因为冰敷可以使局部温度降低，血管收缩，降低血管通透性，减少渗出。同时因血管收缩，药物吸收减少，从而减少化疗药物对血管的刺激。另外，冰敷可以减低神经末梢及细胞的敏感性，减轻疼痛及药物对细胞的损害。也可以选用硫酸镁湿敷，喜辽妥外涂等方法。但有些药物需热敷，如植物碱类抗癌药物引起的静脉炎，如长春新碱、长春碱、长春瑞滨等，热敷可以使血管扩张，促进局部血液循环，改善组织细胞缺氧，减少炎性物质产生从而达到治疗目的。

166. 化疗药物漏出血管怎么办？

化疗药物外渗是指化疗药物在输注过程中漏出或渗浸至皮下组织中。轻者造成皮肤红肿、疼痛或炎症，重者可造成软组织坏死，溃疡经久不愈，甚至致残。患者输液过程中出现下列情况应立即告知医护人员：注射部位有尖锐的疼痛及烧灼感；注射部位有肿胀；输液速度变慢。基本处理原则是立即停止输液，保留针头接注射器回抽，尽量抽出渗入组织间的液体，更换输液器输入生理盐水。用 0.1% 普鲁卡因局部环形封闭，局部给予硫酸镁湿敷或喜辽妥外涂。注意局部避免按压，抬高患肢，随时观察。

167. 化疗药物外渗可以热敷吗？

一般药物外渗 24～48 小时后应先冷敷，因为冷敷可以使血管收缩、减少药液向周围组织扩散。冷敷可减轻蒽环类抗癌药物（如紫杉醇、氮介、多柔比星等）渗漏所致皮损程度并减轻疼痛和肿胀。

但有些药物需热敷，如植物碱类抗癌药物的渗漏，如长春新碱、长春碱、长春瑞滨(异长春花碱)等，热敷可加快渗漏药物的吸收与分散，减轻皮肤损害。此类药物渗漏局部冷敷反而会加重其毒性。

168. 为什么化疗要深静脉置管?

大部分肿瘤患者化疗期间，最好行深静脉置管，其原因在于有些化疗药物，特别是诺维苯等发泡类药物通过外周小静脉注射时会刺激局部静脉产生静脉炎，或外溢至皮下引起局部组织红肿或溃烂；晚期患者需较长期反复治疗，反复静脉穿刺不但损伤血管，也使患者感到十分痛苦。少数患者末梢静脉显现困难致使穿刺难度增加，每次静脉穿刺均使患者承受精神及肉体的极大痛苦。深静脉置管是一种能提供各种治疗药物、输血和输入营养的良好途径，它不仅可减少化疗药物对末梢静脉的刺激，还可避免患者经受反复穿刺的痛苦。

169. 什么是置入性输液港?

置入性输液港又称置入式中央静脉导管装置，是目前国际上首选的可置入皮下长期留置的体内的闭合静脉输液装置，简称输液港，由供穿刺的注射座和插入静脉的导管系统组成。主要用于需要长期及反复输液的患者，适用于化疗药物、肠外营养的静脉注射或连续输注，还可用于抗生素、血液制品、普通静脉补液及采血等几乎所有的静脉治疗。

170. 置入性输液港有什么优点?

(1)患者使用方便，非治疗期间无插入蝶翼针，可以洗浴与游泳，不易被别人注意。

(2)感染风险低，因其操作简单，且为皮下埋植，从而降低了感染的风险。

(3)减少穿刺血管的次数，保护血管，减少药物外渗的机会。

(4)维护简单，治疗间歇期 4 周维护一次即可。

(5)使用期限长，按穿刺隔膜能让 19G 的无损伤穿刺针穿刺 1000 次，以蝶翼针连续使用 7 天来计算，输液港可使用 19 年。

171. 什么叫 PICC，它的优势是什么?

PICC(peripherally inserted central catheters)即经外周静脉穿

刺中心静脉置管，是由外周静脉（贵要静脉、肘正中静脉及头静脉）静脉插管，导管头端位于上腔静脉下1/3处或上腔静脉与右心房连接处的中心静脉导管，用于为患者提供中、长期静脉输液治疗（7个月至1年）。

PICC在临床上应用日益广泛，其相对于外周静脉输液的主要优势如下。

(1)减少反复穿刺给患者带来的痛苦。

(2)保护血管，完全避免了药物外渗带来的并发症。PICC导管留置时间可长达1年，能为患者提供中期至长期的静脉输液治疗，能满足肿瘤患者常规化疗多个疗程的需要。杜绝和避免了化疗药物的外渗和对局部组织的刺激，减少了患者的痛苦，也控制了医疗风险，杜绝了这类医疗事故的发生。

(3)建立长期静脉通路，保证各项治疗、抢救的顺利进行。

(4)减少了患者恶心呕吐的现象及白细胞下降程度。因为药物由上腔静脉直接进入心脏，缩短了在静脉中留置的时间，直接经血液循环而代谢排泄，减少了对外周静脉血管的刺激，使不良反应得以降低。

(5)与颈内静脉穿刺、锁骨下静脉穿刺、股静脉穿刺比较，PICC置管比中心静脉导管置管的危险性要低，避免了颈部和胸部穿刺引起的严重并发症，如气胸、血胸，感染的发生率较中心静脉导管低。PICC无需麻醉，操作方便，就如同外周静脉穿刺一样，是在可见的血管穿刺，成功率高易于掌握，护士可独立完成。有效降低了护理人员因反复穿刺产生的无效工作量，提高了工作效率。

(6)材质柔软舒适，与肢体结合性好，且导管本身具有抗炎、抗凝、预防血栓的作用，其前端开口为三向瓣膜开口，不输液时瓣膜处于关闭状态，可有效防止反血导致堵管的可能性和空气栓塞的发生，大大减少置管后并发症，从而使保留时间更长，可达1年。

(7)置管期间，不影响患者日常活动，如吃饭、穿衣、洗脸、刷牙、洗澡等。导管不易脱出，稳定性好，液体流速不受患者体位的影响，输液时极大方便了患者的活动。

(8)PICC穿刺创伤小、保留时间长、感染率低，长期使用符合肿瘤患者的多次化疗的需要，以及输注高浓度、强刺激性药物及静脉高营养的治疗，在提高疗效、减轻痛苦、降低费用方面为肿瘤患者带来了福音，解决了外周血管条件差的患者输液难题。

172. PICC 插管后要注意什么？

(1)PICC 置管后隔着无菌贴膜压迫穿刺点 10～20 分钟。置管当天手臂不能过分用力，避免穿刺点出血。可做握拳、适当手腕、手指活动运动。亦可沿血管走向直至锁骨下，将 40℃左右热毛巾(包裹在塑料袋内)覆盖在上面，要避开穿刺点，防止烫伤，每次 10 分钟，每日 3～4 次，以减少机械性静脉炎的发生。

(2)患者插管后可从事一般日常工作、家务劳动、体育锻炼，可多做握拳松拳活动及轻微家务，如擦桌、扫地、洗碗、洗菜等，但活动幅度应控制。置管侧手臂不宜过度上举及外展，不宜做肩关节大幅度甩手运动，需避免使用穿刺侧手臂提过重的物体，不做持重锻炼。不宜游泳，不宜打乒乓和打网球，不宜做引体向上和托举哑铃等持重锻炼，避免置管手臂做重体力活动，以不超过一热水瓶的重量为准。

(3)不要在置管侧手臂上方扎止血带、测血压，以防血液反流造成导管堵塞。衣服的袖口不宜过紧，尤其在冬季穿脱衣服时，应防止把导管带出。由于 PICC 导管的外露接头容易钩住衣服，为防止这一现象可用干净的女士无跟袜或透明袜子剪去袜头和松紧带，套在外露的 PICC 导管外，这样可以巧妙地起到保护导管的作用。

(4)穿衣时先穿穿刺侧衣袖，再穿另一侧衣袖。脱衣时，先脱未穿刺侧衣袖，再脱穿刺侧衣袖。注意不要将导管勾出。睡眠时，注意不要压迫穿刺侧手臂。

(5)当做 CT 和 MRI 检查时，应提醒医务人员禁止在这根导管上使用高压注射泵推注造影剂，以免影响到正常使用。如果到外地或到其他医院就诊(输液、维护时)，应提醒护士使用 10～20ml 注射器冲封管。

(6)沐浴时避免盆浴和泡浴，避免游泳等会浸泡到无菌区的活动。要保持局部清洁干燥，及时换药。沐浴的选择时间，可以是在换药维护前，因一旦敷贴潮湿刚好可以进行专业更换。沐浴最佳选择是淋浴。沐浴前充分暴露穿刺侧手臂，先用家用保鲜膜在置管穿刺上下 10cm 处缠绕 3～4 圈，然后用胶带或橡皮筋封闭好保鲜膜的上缘和下缘，确认封闭是否妥善，无误后再进行沐浴。如冬季洗澡时间较长，保鲜膜内水蒸气较多，洗浴前应先把一块干毛巾，包裹在穿刺部位，然后再包裹保鲜膜，沐浴后应检查敷料有无浸水松动，如有应及时更换。沐浴后应注意，揭开保鲜膜及胶带，观察是否有穿刺处贴膜潮湿现象和穿刺点是否干燥，如有异常应请护士更换贴膜，确保穿刺处干燥。

(7)治疗间歇期每 7 天到医院换药、肝素盐水脉冲式冲、封管。如果穿刺处有红肿、疼痛、渗出，导管内有回血等异常情况及时联络医师或护士处理。

173. 使用 PICC 出现胳膊肿胀和疼痛怎么办?

PICC 置管后出现肢体肿胀和疼痛的常见原因有以下几种。

(1)血栓性静脉炎：目前普遍认为血栓性静脉炎是 PICC 置管发生肿胀的主要原因。由于静脉壁受到损伤，纤维蛋白形成层状累积而导致血栓形成产生肿胀、疼痛等临床表现。患者通常主诉置管肢体胀感，按压肢体紧绷感，测量臂围增大。肿胀常发生于穿刺肢体的上臂或肩胛处。

(2)局部血液循环障碍：导致 PICC 置管后肢体肿胀的另一个原因是置管引起的局部血液循环障碍。由于患者紧张、导管刺激而发生反应性痉挛，引起局部血液循环障碍，出现局部水肿、疼痛。

(3)静脉血栓形成：PICC 置管后患者出现上肢肿胀、疼痛，皮肤颜色青紫，行血管 B 超或造影显示静脉血管血栓。静脉血栓形成的原因：一是由于肿瘤细胞能直接激活凝血系统而导致凝血酶的形成；二是间接通过刺激单核细胞的合成和多种促凝物质的活化，激活凝血系统发生凝血；三是肿瘤细胞还可损伤血管内皮细胞以致加剧高凝状态，从而导致恶性肿瘤患者置管后形成静脉血栓的危险性增加。此外，PICC 导入较长，又长期漂浮在血管中，会对正常血流产生一定影响，也容易形成涡流而产生微血栓。

(4)导管异位：导管异位引起的肿胀常发生在穿刺肢体的上臂或

肩胛处。导管可异位于对侧头臂静脉、同侧颈内静脉、胸外侧静脉等处。导管异位有些可自行纠正，有些则不能。

一般处理措施包括：在去除诱因的基础上可以抬高患肢，促进静脉回流，缓解症状；避免剧烈运动；在肿胀部位给予 50%硫酸镁或如意金黄散等湿热敷，或喜辽妥外涂，观察用药效果，每天测量臂围。如果有血栓形成，应该在专业医师的指导下使用溶栓药物，抬高患肢超过心脏水平，同时注意观察有无血栓脱落及出血倾向。

174. 使用 PICC 后穿刺点有脓性分泌物怎么办？

发现 PICC 穿刺处有脓性分泌物应立即报告医护人员，进行分泌物培养，穿刺点给予及时消毒，更换敷料。如果没有全身症状无寒战、发热等，可以局部涂抹抗生素药膏；如伴发全身症状，要抽取血培养后再使用抗生素。

175. 使用 PICC 后穿刺点伤口出血怎么办？

一般在 PICC 置管后，局部会出现少量出血。通常给予穿刺点部位加压包扎 24 小时，第 2 天更换贴膜后穿刺点不会出血。一旦出现出血，要及时给予更换贴膜。同时查找原因，如穿刺侧手臂经常负重、肘关节经常活动，或患者本身凝血机制不好。要纠正不良习惯，在医护人员指导下给予对症处理。

176. 使用 PICC 后能洗澡吗？

可以洗澡。洗澡时需注意使用防水敷料如保鲜膜包裹导管及附件，抬高穿刺侧手臂，避免进水。一旦进水立即到医院更换敷料。注意敷料周围皮肤不能用水清洗，可使用热毛巾、湿纸巾或 75%乙醇（酒精）进行清洁处理。

177. 可以用 PICC 管打药做检查吗？

PICC 导管可常规加压输液，但严禁在做 CT 或 MRI 检查时用高压注射泵由导管推注造影剂，以免高压注射导致管壁的压力过大而引起导管部分断裂。目前临床上有使用耐高压注射型 PICC 导管（紫色），有单腔、双腔，也有三腔，这种导管可以进行高压注射。

178. PICC 管可以抽血吗？

原则上不使用 PICC 管抽血，防止冲管不彻底造成导管内存有血液形成血栓。但如果遇到患者抢救或外周采血困难，或怀疑有导管相关性感染时也可用 PICC 导管抽血，但抽血时需弃去带有抗凝药的血液 3ml 左右，抽取需要的血样后，要立即用生理盐水进行冲封管处理，防止管道堵塞，同时更换无菌输液接头，如果是抽取血培养，要先去掉无菌输液接头。

179. 固定 PICC 的贴膜多长时间换一次？

一般透明敷料在置管后 24 小时更换一次，以后每周更换 1 次，如有敷料污染、出现卷边，穿刺点有异常，如出血等，要随时更换。如果透明敷料穿刺点覆盖纱布，则每 2 天更换 1 次。

180. 使用 PICC 需要每天冲管吗？

目前临床上 PICC 导管有两种：一种是前端开口的导管，通常是白色的；一种是三向瓣膜的导管，为蓝色。耐高压的紫色导管也是前端开口的。

治疗期间，各种导管在输液前后均要用生理盐水进行冲管，前端开口的导管还需要用肝素钠盐水封管，三向瓣膜导管可以只用生理盐水脉冲式冲管即可。

治疗间歇期具有三向瓣膜的导管每周用生理盐水冲管 1 次；前端开口的 PICC 管要每天冲管 1 次，并用肝素钠盐水封管。

181. 使用 PICC 后能进行什么活动？

可以从事一般性日常工作、家务活动、体育锻炼，但需避免使用置管侧手臂提过重的物体，不用这侧手臂做引体向上、托举哑铃等持重锻炼，并避免游泳、蒸桑拿等会容易浸湿敷料的活动。

182. 白血病治疗过程中如何预防高尿酸血症？

核酸是细胞的主要成分，化疗后细胞内核酸分解，可产生大量代谢产物——尿酸。尿酸是一种有害代谢产物，通过尿液排出体外。正常人每 100ml 血液中尿酸应小于 5～6mg。白血病化疗时尿酸明显增高不仅可引起尿路结石，影响血压，甚至可导致肾衰竭。因此白血病化疗时必须监测血尿酸，预防高尿酸血症。具体措施如下。

（1）多饮水：每天饮水量宜在 2500～3000ml，多喝白开水或淡茶水，以助尿酸排泄。

(2)合理用药：使血尿酸维持在正常或接近正常的水平，临床上常用的抑制尿酸生成的药物是别嘌醇，别嘌醇口服每次 100mg，每日 3 次，使次黄嘌呤及黄嘌呤不能转化为尿酸，从而抑制尿酸合成。

(3)碱化尿液：治疗期间口服碳酸氢钠，增加尿酸在血中的溶解度，使尿酸不易在尿中积聚而形成结晶。

(4)避免诱发因素：白血病患者饮食方面应避免过食动物肝、肾、脑、心、肠等内脏，少吃海产品，严格戒酒，避免过劳、创伤及精神紧张等诱发因素。

(5)适当有氧运动：一定不可以做剧烈的运动，以免关节过劳。最好选择游泳、太极拳、乒乓球之类的有氧运动，以此减轻体重。

(6)饮食指导

①可吃的低嘌呤食物

主食类：米、麦、面类制品、苏打饼干、黄油小点心、高粱、通心粉、马铃薯、甘薯、山芋、冬粉、荸荠等。

奶类：鲜奶、炼乳、酸奶、麦乳精、奶粉等。

肉类与蛋类：鸡蛋、鸭蛋、松花蛋、猪血、鸭血、鸡血、鹅血等。

蔬菜类：白菜、卷心菜、莴苣、苋菜、雪里蕻、茼蒿、芥菜叶、水瓮菜、韭菜、韭黄、芥蓝、番茄、茄子、瓜类、萝卜、甘蓝、葫芦、青椒、洋葱、葱、蒜、姜、木耳、榨菜、辣椒、泡菜、咸菜等。

水果类：苹果、香蕉、大枣、黑枣、梨、杧果、橘子、橙、柠檬、葡萄、石榴、猕猴桃、枇杷、菠萝、桃子、李子、金柑、哈密瓜、西瓜、榴莲、木瓜、乳香瓜、葡萄干、龙眼干。

饮料：苏打水、可乐、汽水、矿泉水、茶、果汁、咖啡、麦乳精、巧克力、可可、果冻等。

其他：黄油小点心、西红柿酱、花生酱、果酱、酱油、冬瓜糖、蜂蜜。油脂类、薏苡仁、干果、糖、蜂蜜、动物胶或琼脂制的点心及调味品。

②宜限量的中等嘌呤食物

豆类：豆制品、干豆类、豆苗、绿豆芽、黄豆芽。

肉类：鸡肉、野鸡、火鸡、斑鸡、石鸡、鸭肉、鹅肉、鸽肉、鹌鹑、猪肉、猪皮、牛肉、羊肉、狗肉、鹿肉、兔肉。

水产类：草鱼、鲤鱼、鳕鱼、鲈鱼、梭鱼、刀鱼、螃蟹、鳗鱼、鳝鱼、香螺、红鲙、鱼丸。

蔬菜类：笋、豆类、海带、金针菇、银耳、蘑菇、九层塔、菜花、龙须菜。

油脂类及其他：花生、腰果、芝麻、栗子、莲子、杏仁。

③降尿酸的食物：玉米须、薏苡仁、向日葵子、芦根、石韦、葛根、薏米、白茅根、车前草、车前子。

④增加含钾丰富食物的摄入

动物肉类：瘦肉、淡水鱼、禽类等。

水果类：香蕉、猕猴桃、枣、桃、梨、柿子、菠萝、橘子、柑橙、苹果、杏、大枣、葡萄、西瓜等。

蔬菜类：土豆、西蓝花、西芹、茄子、芥菜、蒜苗、海带、紫菜、苋菜、油菜及白菜等。

183. 骨髓穿刺后患者应注意什么?

骨髓穿刺因操作简单、骨髓液抽取少、患者痛苦小，不需要特殊护理。但对体质弱、有出血倾向者，检查后应注意保持穿刺部位皮肤清洁、干燥，覆盖的纱布被血或汗打湿后，要及时更换。要注意穿刺点有无红、肿、热、痛，一旦发生，可用2%碘酊或0.5%碘伏等涂擦局部，每日3～4次。另外，患者需卧床休息1天，穿刺点未愈合前不能洗澡。

184. 白血病患者治疗期间为什么会出现口腔溃疡，该怎么预防?

白血病患者免疫力低下，容易发生感染、出血、白血病细胞浸润，如牙龈肿胀，出血；在治疗过程中，化疗药物对于增生活跃细胞敏感，如口腔黏膜细胞。当口腔黏膜损伤后易发生溃疡，特别是用甲氨蝶呤时常可发生；经常使用抗生素可造成口腔内菌群失调。所以白血病患者容易发生口腔溃疡，发生率在40%。

以下方法可以最大限度地防止口腔溃疡的发生。

(1)养成餐前饭后刷牙的习惯，使用软毛牙刷刷牙，并经常用食盐水漱口，可减少细菌繁殖。

(2)患者一定要戒烟，戒酒。保持口腔清洁。

(3)避免食用刺激性较强或粗糙生硬的食物。

(4)进食要细嚼慢咽，食物温度要适宜。

(5)化疗第 7 天后，患者要经常注意口腔内的变化。如有牙龈肿胀或疼痛，及时报告医师。

185. 白血病患者常见的感染有哪些？

白血病患者的免疫功能低下，加之化疗对机体免疫功能的影响，使患者对致病菌的抵抗力很低，易发生感染。

(1)口腔：最为常见，包括齿龈、颊黏膜、软腭部。表现为溃疡或糜烂、出血，严重可有软组织感染引起的蜂窝织炎。

(2)鼻腔：鼻黏膜出血、糜烂，严重时可致鼻中隔穿孔等。

(3)呼吸道：包括气管、支气管及肺部感染，患者常有咳嗽、咳痰、胸痛及憋气等症状。

(4)肛周感染：在有痔疮、肛裂或大便不通畅的患者中容易发生。常表现局部疼痛、红肿、糜烂。

(5)泌尿道：女性相对多见。表现为尿频、尿急、尿痛等尿道刺激症状或血尿。

(6)皮肤局部出现脓疖、溃烂等。

(7)胃肠道感染：由于治疗期间，患者会大量服用抗肿瘤的化学药物，这很可能造成患者消化系统的损伤，经常会出现呕吐、恶心、消化不良的症状。如果误食不清洁食物、酸奶等，很可能引起中毒休克，甚至出现生命危险。

(8)其他部位：较少见，如外耳道、眼结膜等。

186. 白血病患者如何预防感染？

(1)医护人员应向患者及其家属介绍感染的危险因素、防护措施及重要性，做好心理护理。

(2)给予高蛋白、高热量、富含维生素食物，补充营养，增强机体抵抗力。注意饮食卫生，避免使用生冷、刺激食物，防止出现消化道感染。水果可以用消毒液浸泡 30 分钟后，削皮食用。

(3)保持病室清洁,定期进行空气消毒,开窗通风,用消毒液擦拭家具、地面、病床等一切室内物品摆设,每日2次;限制探视,以防止交互感染,如陪护出现感冒、发热等症状应立即更换人员。若患者白细胞数$<1\times10^9/L$、中性粒细胞$<0.5\times10^9/L$时,实行保护性隔离。

(4)保持个人卫生,餐前、餐后、睡前、晨起遵医嘱用漱口液漱口,预防真菌感染可用碳酸氢钠液漱口;排便后用1∶5000高锰酸钾液坐浴;女性患者每日清洗会阴部2次,经期增加清洗次数;定期洗澡、更换内衣。家属接触患者时如来不及用流动水洗手时应用速干手消剂进行手部消毒。

(5)根据室内、外温度变化及时调整衣着,预防呼吸道感染。

当然,如果白细胞过低,则需要进入层流病房。

187. 白血病患者为什么会出现肛周感染,该如何预防?

化疗是急性白血病的主要治疗手段,因化疗可引起骨髓抑制,常导致患者出现感染,常见的感染部位有呼吸道、口腔、肛周、肠道、皮肤等处。因肛门及会阴部位特殊,长期被大小便污染,环境潮湿,更易发生感染且不易被发现,一旦感染扩散易引起败血症,甚至危及生命。化疗药物会导致患者出现便秘,在排便过程中易出现肛裂,增加了感染机会。

预防肛周感染应做到如下内容:

(1)要让患者了解保持肛周卫生在免疫功能低下的情况下防止院内感染中的重要性,以引起足够的重视。

(2)饮食合理:避免食用生冷、辛辣刺激性及不洁食物,尽量吃新做的食物,必要时在食用前经微波炉消毒后再进食,防止出现腹泻。有便秘的患者应使用含有粗纤维的食物、新鲜的蔬菜、水果,可以食用坚果,促进肠蠕动。

(3)防止出现肛周破溃:腹泻的患者每次腹泻后均应用湿巾或轻柔的纸巾将肛周轻拭干净,避免用力过猛造成破溃。然后用清水洗净,局部可涂抹鞣酸软膏或伤口保护剂,减少便液对皮肤的刺激。便秘的患者要及时使用开塞露等润肠剂,降低肛周破溃的可能性。

(4)督促患者大便后及时清洗肛周,对于正在进行化疗的患者要用 39～41℃ 1∶5000 的高锰酸钾坐浴,每日 2 次,每次 20 分钟,局部给予 0.5%碘伏消毒,每日 2～3 次。碘伏是碘与表面活性剂结合而成的不稳定络合物。能缓慢持久的释放有效碘,对各类细菌、芽胞、病毒、真菌、原虫均有较强的杀灭作用。

(5)内裤应选择柔软、透气、吸湿性能好的布料制作,并做到勤洗、勤换内裤。对于局部红肿、硬结者,早期用鱼石脂或用醋调“金黄散”外敷,同时可选用对革兰阴性菌敏感的抗生素湿敷。

188. 如何进行坐浴?

实施热水坐浴时应先将坐浴盆刷洗干净,盆内放入清洁的热水约八分满,温度 41～43℃(比体表温度稍高些)注意不要过烫,以免烫伤。坐浴者排净大小便后,将臀部置入盆里,每次坐浴 15～20 分钟,中间可以加入热水以维持水温,每日坐浴 1～2 次。坐浴时要保持温度适宜,空气通风状况良好,同时避免在饥饿或饱饭后进行坐浴。家属不应离患者过远,并随时观察患者情况,防止患者出现晕厥。

189. 血液病患者发热后如何护理?

(1)卧床休息,密切观察病情变化。体温在 39℃以上应每 4 小时测体温 1 次,39℃以下每日测 4 次。可以通过观察患者的出汗状况及触摸体表温度来推测患者体温变化,避免反复频繁测量体温而打扰患者休息。

(2)体温超过 39℃,遵从医嘱给予物理降温或化学降温。大量出汗、退热时应适量饮用糖盐水或静脉输注糖盐水预防虚脱。

(3)给高热量半流质饮食,鼓励少量多次进食、多吃新鲜水果、多饮水,保持大便通畅。

(4)加强口腔护理,每日 2 次。饮食前后漱口。

(5)注意保暖,汗湿后及时更换衣服,特别是内衣,保持皮肤清洁、干燥。更换衣物时注意关闭门窗,防止患者受凉。

(6)保持室内空气新鲜,定时开窗通风,但注意避免让患者吹到穿堂风。

(7)做好心理护理,使患者心情愉快。

(8)检测致病菌最常用的手段是血培养,同时也是最简单、最准确的方法。为找到致病菌有时需要反复多次的采血。患者出现以下临床表现时可作为采集血培养的重要指征:①发热(≥38℃)或低温(≤36℃);②寒战;③白细胞增多;④粒细胞减少;⑤血小板减少,皮肤、黏膜出血;⑥昏迷;⑦血压降低;⑧呼吸加快。

190. 白血病患者发热时为什么不能用乙醇(酒精)擦浴?

白血病患者多数有血小板减少、出凝血异常,本身具有较大出血风险。乙醇有扩张毛细血管,增加血管通透性的作用,用乙醇擦浴有造成患者皮下组织、黏膜出血的风险,所以白血病患者血小板低不能以乙醇擦浴。

191. 白血病患者最常见的出血部位有哪些?

白血病患者的出血部位甚为广泛,几乎人体所有的部位都可以发生出血,尤其是急性白血病患者。临床上较常见的出血部位如下。

(1)皮肤:表现为皮肤出血点、瘀点、瘀斑或大片的紫癜,甚至为血肿,可无明显诱因或轻微磕碰后发生,在静脉穿刺处或外伤后更甚。

(2)口腔齿龈出血及口腔黏膜血疱:轻者于刷牙后、吃硬质食物后出血,严重时无任何诱因即可出血不止,甚或出现血疱、血肿。

(3)鼻腔于碰伤后或无诱因时出血,有时是少量渗血,轻者可自止,重者需用止血药或需经五官科进行后鼻腔填塞。

(4)其他还有眼球结膜、胃肠道、泌尿生殖系(女性患者出现阴道出血,月经提前或月经量大、时间长),最严重的出血为颅脑出血,可危及生命。

192. 白血病患者为什么容易出现出血?

白血病患者容易出血的机制较为复杂,其原因大致为:

(1)在患白血病期间,因疾病本身影响及化疗药物造成骨髓功能障碍,血小板数量绝对减少和或伴有功能障碍导致易出现出血。

(2)凝血因子的破坏和凝血机制障碍。

(3)由于白血病细胞在血管内的堆积和血管壁的损坏,容易发生出血,如脑出血、鼻出血、消化道出血等。

193. 白血病患者为什么要进行联合化疗?

所谓联合化疗,就是指在一个化疗疗程中同时或者先后出使用数种化疗药物。联合用药是目前化疗采取的基本治疗。

与单一用药相比,联合化疗有明显的优越性。

(1)联合使用不同作用机制的化疗药物,指之在杀灭肿瘤细胞方面产生增效作用,不同的化疗药物可作用于肿瘤细胞周期的不同阶段或不同代谢途径,从而提高对肿瘤的细胞的杀伤力,起到很好的协同作用。某种化疗药物可使肿瘤细胞同步化,为其他化疗药物杀伤肿瘤细胞提供了机会。

(2)通过使用数种药物,避免了单独使用一种药物剂量过大、时间过长所导致的该药物毒性作用明显增加的可能性。

(3)长期、反复使用同一种药物还是导致肿瘤耐药的因素之一。联合化疗可以去除耐药因素,从而减少了癌细胞产生耐药的可能性。

(4)大多数化疗药物不能或者极少进入脑内,因而无法起到预防或者治疗脑转移的作用,联合使用一种能进入脑内的化疗药物,则可弥补许多药物在该方面的缺陷,如卡莫司汀(卡氮芥)或环亚硝胺等,有减少肿瘤颅内转移或复发的机会。

(5)联合用药更适合疾病的治疗,特别是对于已经出现了并发症的急性白血病患者,这是稳定病情、控制病情发展的最好方法,同时还可减少药物的不良反应。

194. 什么是难治性白血病?

在白血病的治疗中,当出现以下情形时,即可称为难治性白血病:①初治患者对常规诱导化疗无效;②在首次缓解6个月内即早期复发的白血病;③虽然在首次缓解6个月后复发,但以原方案再诱导治疗失败者;④第2次或2次以上的复发患者。

195. 什么叫白血病复发?

经治疗已达完全缓解的白血病患者,若在以后的病程中出现下述任一情况,即称为白血病复发:

(1)骨髓中原始细胞或原单+幼单或原淋+幼淋>5%但又<20%,经过有效抗白血病治疗一个疗程仍未达到骨髓完全缓解标

准者。

(2)骨髓中原粒细胞(原单+幼单或原淋+幼淋)>20%者。

(3)出现骨髓以外白血病细胞浸润者,如绿色瘤、中枢神经系统白血病及睾丸白血病等。

196. 难治、复发的白血病应如何治疗?

可以做其他方案化疗,但缓解率不到30%。移植可以做,但风险和花费很高。如果配型好的话,可以考虑造血干细胞移植配合免疫调节治疗,但仍有再次复发的可能性。

197. 白血病患者为什么会出现疼痛?

急慢性白血病一个重要的病理改变,是白血病细胞向体内重要器官,如肝、心、脑、肾、脾等游走浸润,从而引起器官不可逆损害。主要浸润器官为肝、脾、神经系统、骨与关节、皮肤、口腔、心脏、肾、胃肠系统。骨与关节疼痛是白血病的重要症状之一,以急性淋巴细胞白血病多见。患者常有胸骨中下段局部压痛,提示骨髓腔内白血病细胞过度增生。发生疼痛的原理如下。

(1)骨髓腔内白血病细胞异常增生,其代谢和速度大大超过正常。以至于大量的白血病细胞充斥于骨髓腔内,不能迅速释放到外周血中去,导致髓腔内压力增加,产生骨痛。

(2)骨膜中末梢神经丰富,由于白血病细胞在骨膜及骨膜下浸润,侵犯了神经,产生骨痛。

(3)营养骨髓的血管来自骨膜下,当骨膜受白血病细胞浸润而受损时,骨骼的血液供应受破坏,导致骨质疏松甚至溶解,产生疼痛。

(4)当白血病细胞浸润关节时,一方面使得关节腔内压力增加,另一方面破坏关节内软骨,产生关节疼痛。

(5)此外,化学治疗药物大量杀灭白血病细胞时,其代谢产物中的尿酸增加,可产生痛风性关节炎,也会出现关节疼痛。

解决疼痛的根本方法是积极抗白血病治疗,主要是化疗。白血病得以有效控制,疼痛也就随之减轻。

198. 目前治疗白血病有哪些方法?

化学治疗、放射治疗、靶向治疗、免疫治疗、干细胞移植和中医中药等。

199. 白血病化疗药常见的不良反应有哪些？

白血病化疗常见不良反应同其他实体瘤治疗相似。

（1）近期毒性反应：如局部组织坏死、栓塞性静脉炎、化学性静脉炎等。

（2）全身性反应：包括消化道反应、造血系统（骨髓抑制）、心脏反应、肺毒性反应、肾功能障碍、肝功能异常、神经毒性、脱发及其他反应等。

（3）远期毒性反应：主要是生殖功能障碍及致癌、致畸作用等。

200. 淋巴瘤治疗效果如何？

淋巴瘤是起源于淋巴造血系统的恶性肿瘤，主要表现为无痛性淋巴结肿大，肝脾增大，全身各组织器官均可受累，伴发热、盗汗、消瘦、瘙痒等全身症状。根据瘤细胞分为非霍奇金淋巴瘤（NHL）和霍奇金淋巴瘤（HL）两类。不同病理类型和分期的淋巴瘤无论从治疗强度和预后上都存在很大差别，并应根据患者实际情况具体分析。霍奇金淋巴瘤的预后与组织类型及临床分期紧密相关：淋巴细胞为主型预后最好，5 年生存率为 94.3%；而淋巴细胞耗竭型最差，5 年生存率仅 27.4%；结节硬化及混合细胞型在两者之间。霍奇金淋巴瘤临床分期，Ⅰ期 5 年生存率为 92.5%，Ⅱ期 86.3%，Ⅲ期 69.5%，Ⅳ期为 31.9%；有全身症状较无全身症状为差。儿童及老年人预后一般比中青年为差；女性治疗后较男性为好。

非霍奇金淋巴瘤的预后与病理类型和分期相关。弥漫性淋巴细胞分化好者，6 年生存率为 61%；弥漫性淋巴细胞分化差者，6 年生存率为 42%；淋巴母细胞型淋巴瘤 4 年生存率仅为 30%。有无全身症状对预后影响较 HL 小。低恶性组非霍奇金淋巴瘤病程相对缓和，但缺乏有效根治方法，所以呈慢性过程而伴多次复发，也有因转化至其他类型，对化疗产生耐药而致死亡。但低度恶性组如发现较早，经合理治疗可有 5～10 年甚至更长存活期。部分高度恶性淋巴瘤对放化疗敏感，经合理治疗，生存期也能够得到明显延长。

中国患者以非霍奇金淋巴瘤较为多发，占淋巴瘤的 80%以上。

其症状包括淋巴结(颈部、腋窝或腹股沟的)增大、咳嗽、呼吸急促、莫名减重、低热、过量出汗(尤其在夜间)等。然而这些症状有时并不是十分明显,往往容易被患者忽略,如果能够早期发现症状,及时就诊,治愈率会大大提高。

201. 什么是非霍奇金淋巴瘤的国际预后指标?

国际预后指标(IPI):从进展性 NH 发展来看,对所有各种临床类型淋巴瘤均适用,现在可以作为对治疗反应、复发和生存情况的预后评估因子。下面列出的每个特点可以得 1 分:年龄>60 岁;分期为Ⅲ期或Ⅳ期;≥2 个结节外病变;全身状态评分≥2 分;血清 LDH 水平升高。根据得分可以将患者分为四个不同危险程度的组群,年龄相关的 IPI 评分系统也可以逐渐建立(表 4-1)。

表 4-1 非霍奇金淋巴瘤评分与预后

评分(分)	危险度	CR	5 年 CR-DFS	5 年 OS
0 或 1	低危	87%	70%	73%
2	低中危	67%	50%	51%
3	中高危	55%	49%	43%
4 或 5	高危	44%	40%	26%

202. 淋巴瘤的治疗方法有哪些?

(1)联合化疗:放疗可以治愈绝大多数病例。

(2)免疫治疗:有生长调节及抗增殖效应。对蕈样肉芽肿、滤泡性小裂细胞为主及弥漫性大细胞型有部分缓解作用。

(3)靶向治疗:B 细胞单克隆抗体—美罗华,与化疗联合对 CD20 阳性 B 细胞恶性淋巴瘤有效;T 细胞单克隆抗体——抗 CD30 抗体。

(4)骨髓移植/外周血造血干细胞移植术:为目前高度恶性淋巴瘤、部分治疗后复发或首次治疗未愈患者的最佳选择。自体造血干细胞移植其本质是自体干细胞支持下的大剂量化疗,适应证包括:复发难治的霍奇金或非霍奇金淋巴瘤;一些晚期具有高危复发倾向的年轻侵袭性非霍奇金淋巴瘤；大部分晚期 T 细胞淋巴瘤一线治疗后的巩固治疗。

(5)手术治疗：仅限于切取活检病理检查明确诊断，或切除结外器官的淋巴瘤，如骨、肠道、肺、肾、睾丸等病灶切除，术后仍需采用放疗或化疗。

203. 多发性骨髓瘤治疗方法有哪些？

多发性骨髓瘤(又称浆细胞瘤)是起源于骨髓中浆细胞的恶性肿瘤，是一种较常见的恶性肿瘤。常伴有多发性溶骨性损害、高钙血症、贫血、肾损害。由于正常免疫球蛋白的生成受抑，因此容易出现各种细菌性感染。发病率估计为(2～3)/10 万，男女比例为 1.6∶1，大多患者年龄＞40 岁。

治疗方法如下。

(1)基本支持治疗：血红蛋白低于 60g/L，输注红细胞；高钙血症，等渗盐水水化，泼尼松；降钙素，双膦酸盐药物，原发病治疗；高尿酸血症，水化，别嘌醇口服；高黏滞血症，原发病治疗，必要时临时性血浆交换等。

(2)中医治疗。

(3)手术治疗：如出现骨折、压迫症状时。

(4)化学治疗：万珂、地塞米松、沙利度胺、来那度胺、长春碱、柔红霉素等。

(5)放射治疗：用于局限性骨髓瘤、局部骨痛及有脊髓压迫症状者。

(6)造血干细胞移植：目前医学界又推出一种新的治疗骨髓瘤的方法——生物疗法。主要新颖药物可分为两大类，一大类为标靶药物(如硼替佐米，商品名“万珂”)，另一大类为免疫调节药物(如沙利窦迈)。这种疗法以其较好的疗效，越来越受到医学界和患者们的青睐。

204. 多发性骨髓瘤患者出现骨痛应如何护理？

骨髓瘤细胞对骨骼的浸润是其分泌破骨细胞活性因子而激活破骨细胞，使骨质溶解、破坏，最常侵犯的骨骼是颅骨、肋骨、胸骨、脊椎和四肢长骨的近侧端。由于瘤细胞在骨髓腔内无限增殖，导致弥漫性骨质疏松或局限性骨质破坏。骨痛是最常见的早期症状，以腰部最为多见，其次为胸骨、肋骨与四肢骨。初起时疼痛可为间发性或游走性，后渐加重而呈持续性。局部有压痛、隆起或波动感，可伴发病理性骨折，经常不在负重部位，常有几处骨折同时发生。X线检查可发现典型的多发性溶骨性病变、弥漫性骨质疏松、病理性骨折等。

患者出现骨痛时应注意以下几点。

(1)心理护理，消除患者心理紧张和顾虑，使其积极配合治疗和得到充分休息。

(2)卧床休息，注意疼痛部位、性质、程度、发作特点、持续时间及引起疼痛加剧或缓解的因素，必要时可以给予镇痛药。

(3)各种治疗护理集中完成，以免影响患者休息，保证患者有足够的休息和睡眠时间，减少噪声和活动。

(4)采用放松技术、分散患者注意力技术，从而转移患者对疼痛的注意力，包括呼吸控制法、音乐疗法、注意力分散法、引导想象法等。

(5)适当按摩患者病变部位，以降低肌肉张力，增加舒适。

(6)减少疼痛刺激，帮助患者采取舒适体位，翻身时动作轻柔、缓慢，避免暴力动作导致患者出现骨折。

205. 多发性骨髓瘤患者为什么要进行手术?

化疗是目前治疗多发性骨髓瘤的主要手段，但是在临床上由于骨髓瘤多发于脊柱、骨盆及股骨等，易造成压缩性病理性骨折及截瘫等，在这种情况下应进行手术治疗。

一般认为有以下情况时应进行手术治疗:①脊柱病理性骨折，继发不稳定;②椎管内肿物;③椎体或附件肿块压迫脊髓;④肿块巨大，为了减轻肿瘤负荷，使化疗更有效。

手术的目的不是根除肿瘤，而是稳定脊柱，解除脊髓压迫，恢复脊髓功能，使患者双下肢感觉、运动功能恢复，二便功能恢复，从而提高生活质量。另外，还可以使脊柱能够承重，可以恢复行走、负重等功能，避免骨折出现。

206. 什么是多发性骨髓瘤高血清黏滞血症?

多发性骨髓瘤患者血中单克隆免疫球蛋白异常增多，一则包裹红细胞，减低红细胞表面负电荷之间的排斥力而导致红细胞发生聚集，二则使血液黏度尤其血清黏度增加，血流不畅，造成微循环障碍，视网膜、脑、肾等器官尤易受到损伤，引起一系列临床表现称为高黏滞综合征。在多发性骨髓瘤患者中发生率为 10%，常表现视力下降、头晕、手足麻木、意识障碍，并可突发晕厥、中枢神经系统紊乱、心力衰竭等。本综合征多见于 IgM 型骨髓瘤和巨球蛋白血症。

207. 沙利度胺治疗多发性骨髓瘤的药物机制是什么？

沙利度胺可能通过以下 5 种机制对多发性骨髓瘤细胞直接或间接起作用。

(1)沙利度胺有抗血管生成作用，降低血管内皮生长因子的血浓度，减少瘤细胞的血液供应和增殖。骨髓瘤患者随着病程的推进，骨髓内新生血管会增多。

(2)可直接作用于骨髓瘤细胞和(或)基质细胞，抑制其生长，促进细胞凋亡。

(3)调节细胞表面黏附因子及影响其相互作用而改变瘤细胞的生存，最终起到抗血管生成的作用。

(4)能影响瘤细胞的分泌，并改变其生物活性。

(5)作用于 T 淋巴细胞发挥免疫调节作用，沙利度胺能够通过刺激细胞毒性 T 细胞而增加细胞免疫。

总之，沙利度胺治疗多发性骨髓瘤的作用机制是多方面的。

208. 沙利度胺有什么不良反应？

沙利度胺片别名反应停，对胎儿有严重的致畸性，特别是(妊娠前 3 个月)，即婴儿四肢形成的时期，药物是通过胎盘直接作用于敏感期的胚胎，小剂量即可致畸，曾有海豹肢症说法。在连续使用时，不良反应有时为不可逆性的。此外，常见有与剂量相关的镇静、便秘、直立性低血压、口干和皮肤干燥。部分患者可发生口疮、水肿、甲状腺功能不足和中性粒细胞减少。另外常见的不良反应还有口鼻黏膜干燥、倦怠、嗜睡、眩晕、皮疹、恶心、腹痛、面部水肿、面部红斑，可能会引起多发性神经炎、变态反应等。主要为感觉改变，先发生于足部，后延及手部，常呈袜套状分布，远端较重，不延至膝、肘以上。常表现为感觉异常，包括感觉减退、感觉过敏及迟钝、肌肉痛和触痛、麻木、针刺感、灼痛、绷紧、手足发冷、苍白、腿部瘙痒和红掌等。

209. 利妥昔单抗(美罗华)的不良反应有哪些?

利妥昔单抗(美罗华)用于治疗中低度非霍奇淋巴瘤，其不良反应主要如下。

(1)全身症状：腹痛、背痛、胸痛、颈痛、不适、腹胀、输液部位疼痛。

(2)心血管系统：高血压、心动过缓、心动过速、直立性低血压、心律失常。其中低血压和高血压为最常见事件。

(3)消化系统：腹泻、消化不良、厌食症。

(4)血液和淋巴系统：淋巴结病，利妥昔单抗导致了70%～80%的患者B细胞耗竭，以及血小板减低及中性粒细胞减少。

(5)代谢和营养疾病：高血糖、外周水肿、乳酸脱氢酶增高、低血钙。

(6)骨骼肌肉系统：关节痛、肌痛、疼痛、肌张力增高。

(7)神经系统：头晕、焦虑、感觉异常、感觉过敏、易激惹、失眠、神经质。

(8)呼吸系统：咳嗽增加、鼻窦炎、支气管炎、呼吸道疾病、阻塞性细支气管炎。

(9)皮肤和附属物：盗汗、出汗、单纯疱疹、带状疱疹。

(10)感觉器官：泪液分泌疾病、结膜炎、味觉障碍。

210. 白血病患者为什么要进行腰椎穿刺?

白血病细胞的广泛浸润，使白血病患者体内几乎无一器官或系统能够得以幸免，这其中也包括中枢神经系统。当白血病细胞侵犯中枢神经系统(包括大脑、小脑、脑干和脊髓)引起头痛、恶心、呕吐、神经麻痹或偏瘫甚至昏迷时，我们称之为中枢神经系统白血病，简称“脑白”。中枢神经系统白血病，是导致患者死亡的原因之一，也是白血病复发的重要原因。临床上主要表现为头痛，恶心，呕吐，视盘水肿，视力障碍，抽搐，昏迷，偏瘫及脑膜刺激症状。脑脊液检查可有颅压升高，蛋白质和白细胞数增多，糖和氯化物减低，可发现白血病细胞。中枢神经系统白血病可发生在急性白血病的任何时期,但多数发生在缓解期。由于多种化疗药物不易透过血脑屏障,隐藏在中枢神经系统的白血病细胞不能有效被杀灭,因此中枢神经系统成为白血病细胞的庇护所,为髓外白血病复发的首要原因。中枢神经系统白血病以急性淋巴细胞白血病最常见,儿童患者尤甚。

诊断中枢神经系统白血病主要借助于腰池穿刺术(即腰穿),通过测定脑脊液压力并检查脑脊液中的细胞数、蛋白和糖的含量来分析和诊断。如果在脑脊液中找到白血病细胞,则更是确诊的依据。一旦确诊中枢神经系统白血病,治疗也需借助于腰穿,即通过腰穿往脑脊液中注入化疗药物。此外,每次腰穿抽取脑脊液检查后,常规向脑脊液中注入适量化疗药物,对预防中枢神经系统白血病也有积极意义。因此,腰穿既是诊断也是防治中枢神经系统白血病的主要手段。

211. 腰穿后的注意事项是什么?

脑脊液是充满脑室和蛛网膜下隙的无色透明液体,处于不断产生、循环和回流的相对平衡状态,腰穿可能会引起脑脊液的平衡被打破,所以腰穿后应注意以下内容。

(1)低颅压综合征:术后去枕平卧(最好俯卧)4～6 小时,严重颅内压高者需卧床 1～2 天,并多饮水。

(2)脑疝形成:应严加注意和预防。注意观察患者有无头痛及瞳孔、血压、脉搏、呼吸及肢体活动等变化,穿刺部位敷料情况,有无渗血、渗液。必要时,可在穿刺前先快速静脉输入 20%甘露醇 250ml 等脱水剂。

(3)原有脊髓、脊神经根症状的突然加重。

212. 为什么白血病缓解后还要继续治疗?

急性白血病缓解后还需要坚持治疗。因为每经一疗程的联合化疗,可以杀死一定数值的白血病细胞。骨髓及血象达到完全缓解时,体内仍有一定数量的白血病细胞,如果不继续乘胜追击,去进一步杀灭白血病细胞,那么这些恶性细胞又会恶化增生,隔不了多久,白血病就会复发。为此,在白血病治疗中,使患者达到完全缓解这只是治疗的第一步，决不能放松，甚至停止治疗，否则第一步治疗就会前功尽弃。如果白血病复发，争取第二次缓解的难度就会明显加大。所以，急性白血病患者治疗在达到完全缓解后，仍应该继续巩固和维持治疗。

213. 门冬酰胺酶的药理作用及不良反应是什么？

门冬酰胺酶临床上主要用于白血病的治疗。本品为取自大肠埃希菌的酶制剂类抗肿瘤药物，能将血门冬酰胺酶细胞清中的门冬酰胺水解为门冬氨酸和氨，而门冬酰胺是细胞合成蛋白质及增殖生长所必需的氨基酸。正常细胞有自身合成门冬酰胺的功能，而急性白血病等肿瘤细胞则无此功能，因而当用本品使门冬酰胺急剧缺失时，肿瘤细胞因既不能从血中取得足够门冬酰胺，亦不能自身合成，使其蛋白质合成受障碍，增殖受抑制，细胞大量破坏而不能生长、存活。本品亦能干扰细胞 DNA、RNA 的合成，可能作用于细胞 G1 增殖周期中，为抑制该期细胞分裂的细胞周期特异性药。

该药品的不良反应成人较儿童多见，主要见于以下几点。

(1)较常见的变态反应，肝损害，胰腺炎，食欲缺乏，恶心、呕吐、腹泻等。变态反应的主要表现为突然发生的呼吸困难、关节肿痛、皮疹、皮肤瘙痒、面部水肿。严重者可发生呼吸窘迫、休克甚至致死。变态反应一般在多次反复注射者易发生，但曾有在皮内敏感试验(简称皮试)阴性的患者发生。患者如感觉剧烈的上腹痛并伴有恶心、呕吐，应疑有急性胰腺炎，其中暴发型胰腺炎很危重，甚至可能致命。

(2)少见的有高尿酸血症，高血糖，高热和精神症状。

(3)罕见的有低纤维蛋白原血症，凝血因子Ⅴ、Ⅷ等减少，颅内出血或血栓形成，下肢静脉血栓及骨髓抑制等。凝血因子减少与本品抑制蛋白质合成有关。

(4)其他还可见血氨过高、脱发、血小板减少和贫血等。

214. 高白细胞血症的注意事项是什么？

高白细胞血症是指在少数急性白血病初诊或慢性粒细胞白血病急变时，外周血白细胞计数$>100\times10^9/L$。患者易出现脑梗死、肿瘤细胞溶解综合征等严重并发症。高白细胞血症突出表现为白细胞淤滞综合征，其机制为：白细胞可塑性小，变性能力差，过高的白细胞在微循环中大量淤滞，导致血流减慢，血液黏稠度增高，特别易在脑、肺、肾、腹腔血管梗塞，预后很差。另外，白血病细胞耗氧量高，导致组织缺氧，加之白血病细胞浸润破坏血管壁致脏器出血、水肿，更由于血小板计数减少和大量白血病细胞崩解释放出促凝血物质，极易形成 DIC。临床表现以皮肤黏膜及多脏器出血最为突出。如果白血病细胞短期内大量溶解，释放细胞内代谢产物，容易引起以高尿酸血症、高血钾、高血磷、低血钙、急性肾衰竭为主要表现的肿瘤溶解综合征。高白细胞血症引起的并发症往往危及生命，需要紧急处理。

高白细胞血症紧急处理的关键是迅速降低周围血中的白细胞。①采用血细胞分离机，单采清除过高的白细胞，同时给予化疗及水化。②小剂量化疗。高三尖杉酯碱 2mg 静脉滴注，同时给予碱化、水化、保肝、护胃、止吐治疗。③化疗前予泼尼松和羟基脲预处理。血象下降后减量至停服。④积极有效地吸氧，减轻组织低氧血症，输注红细胞与低分子右旋糖酐，改善凝血障碍与疏通微循环；口服别嘌醇预防肿瘤溶解综合征等综合措施。⑤中医中药治疗。

高白细胞血症是急、慢性白血病中比较常见的一种急症，发生意外的危险性较高，应注意预防，及早发现，及早治疗。

215. 什么叫作无菌饮食?

无菌饮食是指经灭菌方法处理后不含任何微生物的食物。目前病房都采用微波炉消毒灭菌法制备无菌饮食。例如 600g 或 800g 熟食小火 6～8 分钟杀菌率达 100%，中火 2 分钟细菌数可下降 96%。还可以在将食物烹饪完毕后，放入高压蒸锅再蒸 10 分钟左右，也可达到无菌饮食的要求。

216. 血液病患者饮食注意事项是什么?

血液病患者的饮食在日常生活中一定要注意营养的搭配，摄入优质高蛋白的饮食，易于消化与吸收食物；供给充足的维生素和水，研究发现多吃一些富含维生素 C 的水果与蔬菜，往往能够阻止癌细胞生成扩散现象的发生；供给富含铁质的食物，少量多餐，容易消化；多吃一些具有抗癌作用的食物，例如海参、鱼鳔、乌龟等。

血液病患者要特别注意食品卫生。在炎热的夏天，不宜吃隔夜的饭菜，最好每次现做现吃。因天气热，细菌易繁殖，会引起食物中毒，出现腹泻、腹痛，使虚弱的身体更加虚弱不堪。此外，不应进食变质的食物，如变质的蛋、肉、鱼等。每次饭后，食具应洗后煮沸或蒸气消毒。有些血液病患者(如白血病)由于长期要服激素，容易发生消化性溃疡和骨质疏松。如果每天早餐食用牛奶500ml及苏打饼干，可中和胃酸，对防止发生消化性溃疡有一定好处。为了预防骨质疏松，应选择含钙高的食物，如钙奶饼干、含钙高的牛奶等。

血液病患者由于化学药物治疗的作用，唾液分泌减少，消化酶亦相应减少，味觉较差，出现胃口不好、腹胀等症状。所以，应选择色香味俱佳且易于消化的食物，多喝一些汤水，如瘦肉大枣汤、西洋菜猪骨汤等。为了促进食欲，要时常变换花样品种。

饮食要清淡、易消化，患者在化疗期间食欲缺乏时，可以少量多餐，保证营养供应。尽量不吃辛辣、油腻、刺激性食物，有些腌菜、酱料、腐乳等在制作过程中会有霉变，因此不宜食用。

217. 低脂肪饮食都包括什么?

在使用门冬酰胺酶整个疗程中，需要进食低脂肪饮食，以降低诱发胰腺炎的概率。生活中含脂肪较少的食物主要包括如下。

肉类：烤煮牛肉、牛肝、羊肉、鸡肉(去除鸡皮)。

鱼类及其他海产品：鲤鱼、蟹肉、虾、牡蛎。

蔬菜：芦笋、茄子、鲜扁豆、莴苣、豌豆、土豆、菠菜、南瓜、番茄、卷心菜、花椰菜、黄瓜、绿辣椒、胡萝卜、白萝卜。

水果：所有的水果及果汁(新鲜的、罐装的或冰冻的均可)。

乳制品：脱脂牛奶(鲜奶或奶粉)、人工奶油、家用奶酪。

面包和谷物：大米、面包、通心粉、咸苏打饼干、玉米粉。

调味品类：蜂蜜、果酱、番茄酱、生姜、芥末、咖啡茶。

218. 常见的输血反应有哪些?

输血反应包括溶血性和非溶血性两大类。

(1)溶血性不良反应：输血中或输血后，输入的红细胞或受血者本身的红细胞被过量破坏，即发生输血相关性溶血。输血相关性溶血分急、慢性两类。

①急性输血相关性溶血：指在输血中或输血后数分钟至数小时内发生的溶血。常出现高热、寒战、心悸、气短、腰背痛、血红蛋白尿甚至尿闭、急性肾衰竭和 DIC 表现等。实验室检查提示血管内溶血。

②慢性输血相关性溶血：又称迟发性输血相关性溶血，常表现为输血数日后出现黄疸、网织红细胞升高等。多见于稀有血型不合、首次输血后致敏产生同种抗体、再次输该供者红细胞后发生同种免疫性溶血。

(2)非溶血性不良反应

①发热：非溶血性发热是最常见的输血反应，发生率可达 40%以上。其主要表现是输血过程中发热、寒战；暂时终止输血，用解热镇痛药或糖皮质激素处理有效。

②变态反应：输血过程中或之后，受血者出现荨麻疹、血管神经性水肿，重者为全身皮疹、喉头水肿、支气管痉挛、血压下降等。

③传播疾病：经输血传播的感染性疾病主要有各型病毒性肝炎、获得性免疫缺陷综合征(AIDS)、巨细胞病毒感染、梅毒感染、疟原虫感染及污染血导致的各种可能的病原微生物感染。

④其他：一次过量输血可引起急性心功能不全、左侧心力衰竭、肺淤血等。多次输血或红细胞，可致受血者铁负荷过量。反复异体输血，可使受血者产生同种血细胞(如血小板、白细胞等)抗体，继之发生无效输注、发热、过敏甚至溶血反应。异体输新鲜全血(富含白细胞)，可发生输血相关性移植物抗宿主病。大量输入枸橼酸钠(ACD)抗凝血或血浆，会整合受血者的血浆游离钙，若不及时补钙，则可加重出血。

219. 因输血导致的疾病有哪些?

目前世界上医疗用血一直在实行无偿献血制度，坚决制止买血卖血行为，主要是保证医疗用血的质量，避免艾滋病、肝炎等经血液传播疾病的传播。所有血液经采集后都要进行生物学检测，保证血液合格后才应用于临床。但有些病原体在宿主体内有一定的潜伏期，在潜伏期内，目前现有的检测手段是无法发现的，所以输血有一定的风险。常见的风险如下。

(1)病毒性肝炎：凡是输血引起的肝炎统称为输血后肝炎(PTH)。这是常见的输血传播性疾病，发生率为2.4%～27.6%。

(2)艾滋病：输血是传播艾滋病病毒的三大途径之一。美国因输血引起的艾滋病占总病例数的1.7%。

(3)巨细胞病毒：此病毒在人类的血清中抗体阳性率为40%～100%。巨细胞病毒感染对免疫缺陷者、孕妇和器官移植者有很大威胁。孕妇感染此病，胎儿容易发生畸形甚至死亡。

(4)罕见疾病：疟原虫和丝虫病等。

220. 为什么会出现血小板输注无效？

(1)与血小板质量有关：比如血小板制剂的数量，保存期限，保存温度等。

(2)非免疫因素：如患者有发热、感染、脾增大、广泛血管内凝血、药物性抗体、自身抗体等。

(3)免疫因素：人类白细胞表面抗原(HLA)不合、血小板抗原不合、ABO血型不合。

221. 造血干细胞移植包括哪些？

将与患者配型相合的正常造血干细胞输注到原已衰竭或摧毁造血功能的患者体内，重建患者的造血功能和免疫功能，达到治疗某些疾病的目的，此一过程称为造血干细胞移植(HSCT)。

(1)根据造血干细胞的来源分为骨髓造血干细胞移植、外周血造血干细胞移植、脐带血造血干细胞移植等。

(2)根据供受者关系分类如下。①自体造血干细胞移植：将自体正常或疾病缓解期的造血干细胞保存起来，在患者接受大剂量化疗后回输造血干细胞。②同基因造血干细胞移植：指同卵孪生之间的移植。③异基因造血干细胞移植：同胞HLA(人类白细胞抗原)相合、亲缘HLA不全相合或半相合、非亲缘HLA相合、非亲缘HLA不全相合等。

(3)根据供受体之间HLA配型分为HLA相合同胞移植、HLA

相合非亲缘移植、亲缘 HLA 不全相合/半相合移植。

(4)根据供者与受者的血缘关系分为血缘相关移植、非血缘移植即骨髓库开源供者。

(5)根据移植前预处理方案分类如下。①清髓性移植：如果没有外源性造血干细胞支持，清髓强度使造血系统 3 个月内无法自行恢复。②非清髓性移植：预处理强度有所降低。如果没有外源性造血干细胞支持，造血系统在 3 个月内自行恢复。

222. 什么叫异基因外周血造血干细胞移植？

异基因造血干细胞移植是指造血干细胞源于非同卵孪生兄弟姐妹之间或非血缘关系的供者的外周血干细胞移植的方法，例如：同胞 HLA 相合、亲缘 HLA 不全相合或半相合、非亲缘 HLA 相合、非亲缘 HLA 不全相合等。

223. 什么叫造血干细胞移植的预处理？

在造血干细胞移植前，患者须接受一个疗程的大剂量化疗或联合大剂量的放疗，这种治疗称为预处理(conditioning)，这是造血干细胞移植的中心环节。预处理的主要目的如下。

(1)为造血干细胞的植入腾出必要的空间。

(2)抑制或摧毁体内免疫系统，为造血干细胞的植入提供条件，以免移植物被排斥。

(3)尽可能清除患者体内的异常细胞或肿瘤细胞，最大限度地减少复发。预处理的方案包括清髓与非清髓两种，前一种方案含有全身照射放疗(TBI)。

224. 预处理期间的不良反应是什么？

因预处理用药量较平常治疗量大，所以治疗的不良反应较为突出。移植预处理期的主要不良反应为：

(1)心脏毒性：有 90%的患者可以出现，严重的可引起心力衰竭和心包炎。

(2)肺毒性：10%～20%的患者可出现非感染性肺炎，表现为呼吸困难、干咳、低氧血症。

(3)消化系统毒性：黏膜炎和肝毒性，几乎所有患者都有胃肠道反应。

(4)泌尿系统性毒性:主要是肾功能不全,出血性膀胱炎。

(5)神经性毒性。

(6)皮肤和毛发毒性等:尤其是采用TBI处理的患者大多会有全身的色素沉着、毛发脱落、口腔黏膜炎发生率也较高。

225. 造血干细胞移植患者的常见并发症有哪些?

造血干细胞移植过程因预处理方案的强烈毒性作用和骨髓抑制,比较常见的并发症包括:感染、出血性膀胱炎、间质性肺炎、肝静脉闭锁综合征、胃肠道反应、移植失败等。异体造血干细胞移植患者移植后可并发急、慢性移植物抗宿主病。目前,自体移植相关病死率在5%~10%,异体移植相关病死率在10%~30%。

226. 什么叫移植物抗宿主病?

移植物抗宿主病(graft-versus-host disease,GVHD)是骨髓移植(BMT)后出现的多系统损害(皮肤、食管、胃肠、肝等)的全身性疾病,是一个常见且重要的并发症,是造成死亡的重要原因之一。供者与受者的组织相容性复合物抗原性不同是发生移植物抗宿主病的根本原因。有急性(aGVHD)和慢性(cGVHD)之分,前者发生在BMT后3个月内,后者发生在BMT3个月以后。免疫功能低下者输入HLA(人类白细胞抗原)不同的血液也会发生GVHD,并可能是致死性的。急性移植物抗宿主病主要表现为皮肤、肝、肠道、免疫及造血系统。具体表现为皮疹、血便、黄疸、血象不升或下降等。慢性移植物抗宿主病主要表现为面颊红斑、硬皮病、口腔溃疡、脱发、干燥综合征、多浆膜炎、光过敏等。

227. 为什么要进行供者淋巴细胞输注?

供者淋巴细胞输注(DLI)是指通过输入异基因造血干细胞移植(allo-HSCT)术后供者的淋巴细胞来治疗恶性疾病的一种方法。其目标是通过移植物抗肿瘤效应(GVT)来诱导和维持缓解。DLI除用于治疗移植后复发外,还可用于预防高危患者移植术后复发。作为T细胞去除移植术后的辅助治疗,DLI可用于治疗植入失败、病毒感染及移植后淋巴组织增生紊乱性疾病,并可促进移植后免疫功能重建。

228. 为什么造血干细胞移植后容易发生感染，常见病原体有哪些？

造血干细胞移植是通过大剂量放化疗预处理，清除受者体内的肿瘤或异常细胞，再将自体或异体造血干细胞移植给受者，使受者重建正常造血及免疫系统。化疗药物中绝大多数在抑制或杀伤癌细胞的同时，对机体内正常细胞也有毒害作用，从而降低人体的抵抗力，白细胞减少则易发生感染。

常见的致病菌有：细菌、病毒、真菌、支原体、衣原体、卡氏肺孢子虫、结核杆菌等。

229. 造血干细胞移植患者移植后饮食的注意事项有哪些？

饮食原则以清淡、易消化、高蛋白、高热量为主；定时、定量进食，不暴饮暴食，不偏食，有计划地摄入营养和热量；经常更换食谱，注意色、香、味；经常食瘦肉、鸡蛋、酸奶、鱼类等高蛋白低脂肪的食物；适当吃一些粗粮、玉米、豆类等含高纤维的食物，少食或不食盐腌、烟熏、火烤等焦化食物；多吃富含维生素 A、维生素 C、维生素 E 的蔬菜和水果；常吃含有抑制癌细胞的食物，如卷心菜、荠菜、蘑菇等。因葡萄柚会影响免疫抑制药环孢素、他克莫司等的吸收与血药浓度，所以对服用免疫抑制药的移植患者不建议吃葡萄柚。

230. 造血干细胞移植后排异现象最早出现在什么部位？

造血干细胞移植后排异现象中皮肤损害最早出现，其表现有红斑、丘疹、水疱，甚至皮肤剥脱，最早见于手掌、足底及头颈部，严重者皮损可在数天内扩展至全身，从细小皮疹、斑丘疹发展至全身性红皮疹。

第5章

化疗期间的家庭护理

1. 为什么应重视肿瘤患者的家庭护理和调养?

肿瘤患者大多数仅在接受手术治疗、系统放疗、化疗及其他特殊治疗和病情危重时才住院,此外的大部分时间则是在院外度过的。如何做好治疗间歇期患者的康复、调护,减轻其痛苦,提高生活质量成为肿瘤患者家庭护理的主要内容。因此应重视肿瘤患者的家庭护理和调养,调动癌症患者的各种内外积极因素,有利于身体的康复。

2. 肿瘤患者居家休养的房间有哪些要求?

房间应根据患者的喜好布置,最好居住在能有阳光照射的房间,基本色调应淡雅、协调,不要有太大反差,力求柔和。房间内家具不宜过多,力求实用、安全,方便患者的生活起居,室内的布置及各种用品的摆放应合理到位。活动不便的患者应备有辅助装置,如轮椅、助行器、拐杖,或在室内一定的位置安装扶手等。避免噪声,定时开窗通风,以保证室内空气清新。温度在18～22℃,湿度50%～60%。

3. 为什么肿瘤骨转移的患者不能睡软床?

肿瘤骨转移的患者,骨质遭到破坏,易发生病理性骨折,增加患者疼痛。在软床上,肢体不易保持功能位且受支撑的力量薄弱,易发生骨折或引起疼痛,因此不要睡软床,建议使用硬板床。

4. 肿瘤患者腹痛时能否应用热水袋?

肿瘤患者发生不明原因的腹痛时不能应用热水袋,因为热疗能减轻疼痛、掩盖病情,不利于病情观察治疗。如果患者有腹部的病变，也不能用热水袋外敷镇痛，因为会导致恶性细胞活动增加，加重病情。因此，患者出现腹痛时，应分析原因酌情处理。

5. 肿瘤患者手术后饮食应注意什么？

手术后患者气血亏虚，可酌情多进食一些补养气血的食物，如山药、大枣、桂圆、核桃、芝麻、莲子、瘦肉、河鱼、鸡蛋及奶制品等。如消化功能尚可，食欲较好的患者，还可选择一些既是食物蔬菜，又具有抗肿瘤作用的食品和食物，如荠菜、慈姑、菱角、无花果、海带、海藻等，把食物营养和食物治疗结合起来。术后初期可吃菜汁和少量易消化的水果，每次量不宜多，应少量多餐。胃肠功能基本恢复后可以吃一些清淡爽口的生拌凉菜和水果，特别是化疗、放疗期，具有明显的开胃作用。

6. 肿瘤患者化疗后饮食应注意什么？

(1)少量多餐，每天4～6餐。进食的食物应新鲜，进食前和进食后1小时不饮水，餐前吃饼干及烤面包等柔软干燥而不易引起呕吐的食物。

(2)细嚼慢咽，避免产气性食物。饭后不要立即躺下，不要翻身太多，以免食物反流而引发恶心、呕吐。

(3)嘱患者勿吃油腻辛辣等刺激性食物。可进偏碱性食物，碱性食物可缓解恶心。

(4)根据患者的饮食习惯、喜好搭配食物，并注意食物色、香、味的搭配。

(5)饮食丰富多样、清淡、富有营养，以肉粥、鱼粥、蛋粥、薏米粥、百合粥、枸杞子粥等各种粥类及汤类为主，配合水果、新鲜蔬菜。

(6)给予高蛋白、高热量、富含维生素食物，补充营养，增强机体抵抗力。

(7)一般情况下，患者早晨食欲较晚上好，应加强早餐的营养补充。

(8)进食前，要开窗通风，减少室内不良气味对患者的刺激。

7. 如何增加肿瘤化疗患者的食欲？

(1)经常更换食谱，根据患者口味，改变烹调方法；可以采用蒸的方法，既可以保证食物的营养，又使菜型完整、漂亮，吸引患者的注意力及提高食欲。

(2)选择碱性易消化无刺激性的食物，可加药膳开胃健脾；碱性食物可以中和患者的胃酸，减少患者因恶心、呕吐导致的不适感。

(3)少量多餐，多食富含维生素的新鲜蔬菜和水果；避免暴饮暴食。

(4)避免产气性、含油脂及辛辣食物；患者化疗期间，因药物影响以及活动减少会出现恶心、呕吐、反酸、腹胀、食欲缺乏等症状，饮食应清淡、少油、无刺激性味道。

(5)病友之间交流饮食经验，可以取长补短，利于增加食欲。

(6)进食前可以做适量的活动，以增加胃肠蠕动，增加饥饿感。

(7)如果食欲缺乏、消化不良，可以在进食前吃些山楂、果丹皮等开胃。

8. 甲状腺肿瘤患者饮食上应注意什么？

(1)甲状腺癌要进低碘饮食，紫菜、海带、虾皮、虾米、海参等含碘很高，应不吃和少吃。

(2)鼓励选择高蛋白、高热量的食物，应该多吃一些蔬菜、水果、肉蛋奶，及时地补充营养，不要吃有刺激性的食物，主要以清淡、易消化的食物为主。

(3)建议饮食略偏清淡，少吃刺激性大的食物，戒烟戒酒。

(4)忌肥腻、油煎食物，忌烟、酒、浓茶、咖啡、可乐、碳酸性饮料。

(5)甲状腺瘤的患者在饮食上一定要合理地调整，还应该适当锻炼身体，对病情的好转将会有很大的帮助。

(6)宜多吃具有消结散肿作用的食物，包括芋艿、芥菜、无花果、猕猴桃等。宜多吃具有增强免疫力的食物：香菇、蘑菇、木耳、薏苡仁、茯苓、山药等。

9. 食管癌患者饮食上应注意什么？

食管癌患者应进食高蛋白、高维生素、低动物脂肪、易消化的食物及新鲜水果、蔬菜，粗细粮搭配，食物营养要均衡，多样化，以清淡易消化软食为主，以细、软、凉热适中，少量多餐为原则，忌硬食物或辛辣刺激食物，禁鱼、虾、蟹、牛羊肉。

当患者出现哽噎感时，不要强行吞咽，否则会刺激局部癌肿组织出血、扩散、转移和疼痛。在哽噎严重时应进流食或半流食。避免进食冷流食，放置较长时间的偏冷的面条、牛奶、蛋汤等也不能食用。因为食管狭窄的部位对冷食刺激十分明显，容易引起食管痉挛，发生恶心、呕吐，并有疼痛和胀麻等感觉。所以食管瘘患者进食以温食为好。不能吃辛、辣、臭、腥的刺激性食物，因为这些食物同样能引起食管痉挛，使患者产生不适。

食管癌放疗时，易引起口咽干燥、胸骨后灼痛等热灼阴伤的症状，故宜选用营养丰富、清软滋润、容易咽下的食物，如牛奶、蛋羹、藕粉、银耳、紫菜、丝瓜、西瓜、绿茶、绿豆等。

食管癌化疗时，主要是针对骨髓造血及消化系统的损害，宜食健脾和胃、补骨生髓之品，如山药、薏苡仁、山楂、蜂王浆、柑橘、猴头菇、芫荽、番茄、萝卜、鸡脯、黑木耳、鸡肉、牛肉等，另加补骨生髓、益气养血的食物，如动物骨髓、鹅血、苹果、大枣、甲鱼、胎盘、核桃、赤小豆、菠菜等。

10. 胃癌患者饮食上应注意什么？

(1)饮食应以进清淡、易消化软食为主，多食用可以增强免疫力的食物，如山药、薏苡仁等。忌烟酒，忌辛辣刺激性及不易消化食物，忌煎、炸、腌制食物。

(2)只要胃口还好，不用忌口，尽量丰富食物的种类，营养均衡有利于机体恢复。

(3)主食要宜精、糙兼有，加些米面、糙米、杂粮为好；多食新鲜水果、绿色蔬菜。水果、蔬菜中富含维生素 C 及维生素 A(β-胡萝卜素)，能阻断强致癌物的合成，抑制其活化，促进其代谢，并刺激体内抗肿瘤免疫系统，胡萝卜素的这种作用尤强。维生素 E 也有抑制致癌物和增强免疫力的作用。

(4)平时少吃腌制的咸菜和熏制食品，例如腊肉和咸鱼或者含有添加剂的食品。高盐食品可损伤胃黏膜，蔬菜在腌制时可产生真菌(霉菌)，还会产生致癌物亚硝基胺；腊鱼、腊肉等食品在熏制过程中，可产生大量的多环芳香烃，这是一种强力致癌剂。所以要少吃。

(5)要注意日常饮食的规律，按时就餐，少量多餐，尽量少吃宵夜，因不利于消化吸收。

11. 胃癌切除术后患者进食需要注意什么？

根据胃肠接受程度逐渐增加营养，从流质饮食开始，每天可安排5～6餐，术后2个月可食软的固体食物，软烂易消化，宜细嚼慢咽。术后3个月根据身体情况逐步恢复到普通饮食。以自我感觉无不适，饮食内容以低渣、温和、易消化为原则，少食多餐，避免过甜、过咸、过稠饮食，如进食后出现腹胀、恶心等症状，应暂停进食。进食后应呈坐位或半坐卧位，以防止食物反流。

12. 肝癌患者饮食上应注意什么？

(1)平衡饮食：肝癌患者消耗较大，必须保证有足够的营养，衡量患者营养状况的好坏。

(2)低脂肪饮食，肝癌患者应多吃富含蛋白质的食物。但是在肝癌晚期，肝功能不好时，要控制蛋白质的摄入，以免过多进食蛋白质诱发肝性脑病。肝癌患者应多吃富含植物蛋白质的食物，尤其是优质植物蛋白质。

(3)肝癌患者应多吃动物内脏、胡萝卜、菜花、黄花菜、白菜、无花果、大枣等。同时还应多吃新鲜蔬菜和水果等；维生素A、维生素C、维生素E、维生素K等都有一定的辅助抗肿瘤作用。维生素C主要存在于新鲜蔬菜、水果中。胡萝卜素进入人体后可转化为维生素A，所以肝癌患者应多进食含维生素C的蔬菜和水果。不吃发霉变质的饮食。

(4)肝癌患者应多吃含有抗癌作用微量元素的食物。

(5)肝癌患者多有食欲缺乏、恶心、腹胀等消化不良的症状，忌食肥腻、产气食物。

(6)肝癌病人饮食禁忌

①忌烟、酒。

②忌暴饮暴食、油腻食物，忌盐腌、烟熏、火烤和油炸的食物，特别是烤煳焦化了的食物。

③忌葱、蒜、花椒、辣椒、桂皮等辛辣刺激性食物。

④忌霉变、腌制食物，如霉花生、霉黄豆、咸鱼、腌菜等。

⑤忌多骨刺、粗糙坚硬、黏滞不易消化及含粗纤维食物。

⑥忌味重、过酸、过甜、过咸、过冷、过热及含气过多食物。

⑦腹水者忌多盐、多水食物。

13. 结肠癌患者饮食应注意什么？

宜取易消化营养丰富的均衡饮食，生活饮食规律，平时注意饮食卫生，不吃生、冷、坚硬、煎炸、腌制食物，禁忌烟酒。养成定时排便的良好习惯，应保持每天大便通畅，要多饮开水，以保持肠道内有足够的水分，使粪便软化，排泄畅通，减轻对创面的刺激和缓解疼痛。

膳食中应注意多吃些膳食纤维丰富的蔬菜，如芹菜、韭菜、白菜、萝卜等，膳食纤维丰富的蔬菜可刺激肠蠕动，增加排便次数，从粪便当中带走致癌及有毒物质。结肠癌患者不应进食高脂肪的食物。

14. 肿瘤患者发生咯血怎么办？

如为痰中带血或少量咯血，家属要保持镇静，嘱患者放松情绪，绝对卧床休息，头偏向一侧；给予镇静、止血药物，减少搬动，加强观察护理。如为血痰或为大量咯血应及时到医院就诊，同时做好上述注意事项，遵医嘱给予垂体后叶素，行急诊纤维支气管镜下喷洒止血法、手术止血、输新鲜血等。

15. 肿瘤患者发生便血怎么办？

便血颜色可呈鲜红、暗红或黑色。

如果是痔疮出血，便血一般发生于排便时，便时及便后滴血或有喷射状出血，血与粪便不相混。出血量多少不等，可为数毫升至数十毫升。

如果是肛裂出血，多是由于长期便秘引起的。大多是在排便时出血，多为鲜血，出血量不多，有时会发现手纸染血，或有血附着于粪便表面。除了便血外，患者同时会伴有肛门剧烈疼痛。

肿瘤患者发生便血应辨明原因，避免慌乱，及时就医。消化道肿瘤患者临床上便血一般见于下消化道出血，特别是结肠与直肠的出血，但偶尔可见上消化道出血。肝癌患者有静脉曲张后亦容易出现血便。

16. 肿瘤患者出现呕血怎么办?

要保持呼吸道通畅,取头低足高位45°俯卧位,头偏向一侧,避免出现因呕血量较大引起窒息;及时就医,遵医嘱立即加压给氧,给予高浓度高流量吸氧,建立静脉通路,使用止血药、呼吸兴奋药、强心药等;做好气管插管的准备,备好吸引器,及时解除呼吸道阻塞;对呼吸、心跳停止者应立即进行心肺复苏。

17. 肿瘤患者发生发热怎么办?

观察体温、脉搏、血压情况及有无咳嗽、腹泻、口腔溃疡等伴随症状;发热时,由于体温升高,机体免疫力降低,胃肠道的消化与吸收功能退减,饮食应以流质、半流质为主。补充充足的水分,给予大量维生素及适量的热量及蛋白质;体温在37.5～38.4℃时,可给予温水擦浴、冰袋冷敷等物理降温,但禁止应用乙醇(酒精)擦浴。如患者无特殊不适,可以不用使用药物。如体温在38.5℃及以上,患者主诉不适,可给予口服降温药物,同时补充水分,防止患者出现大汗虚脱。体温达39.5℃以上时要注意观察患者神志情况,特别是老年人与儿童,防止出现晕厥。

18. 肿瘤患者发生恶心呕吐怎么办?

少量多餐,尽量吃一些干的食物,与汤和饮料分开;避免吃过硬、油腻食物,肉类食品宜冷藏,以减轻气味;如可能,饭前和饭后适当散步,促进胃肠的排空;呕吐时侧卧以防止误吸。呕吐后协助患者漱口;呕吐频繁,需补液,以维持水、电解质平衡。持续性呕吐见于肠梗阻,喷射性呕吐见于脑膜刺激症,应及时就医。

19. 肿瘤患者出现什么情况应及时就医?

肿瘤患者出现神志改变、呼吸困难、出血、消瘦、梗阻症状、发热、疼痛、肿块等异常或与以前不一致,应引起重视,及时就医。

20. 肿瘤患者如何发现并预防血小板降低?

(1)及时预防和发现出血,如:注意查看皮肤有无瘀点瘀斑,出现的部位、时间,关注皮肤上紫斑的变化,如紫斑的密度、大小、颜色等;有无鼻出血(鼻衄)或女性月经过多、疲乏无力、面色苍白、尿色加深等情况；能口服的药物尽量不进行注射，如必须进行注射，应用棉球多按压针眼一些时间；用液状石蜡涂局部以防口、鼻黏膜干裂引起出血；注意口腔卫生和护理，刷牙时用软质毛刷，避免牙龈出血；穿柔软、棉质内衣裤，不用刺激性强的肥皂洗澡，男性患者剃须最好使用电动剃须刀，避免损伤皮肤。

（2）预防血小板降低要做到预防感冒、注意休息、避免外伤、注意皮肤卫生，同时注意适当锻炼以增强体质。

21. 肿瘤患者血小板低时为什么要用软毛牙刷刷牙？

用软毛牙刷刷牙可以减少对牙龈黏膜的损伤，避免出血，防止口腔感染。

22. 肿瘤患者血小板降低时为什么要保持大便通畅？

便秘会引起肛裂、肛周感染、肛门脱垂等并发症，严重者还会引起血压上升，导致脑卒中（中风）甚至猝死。所以，血小板降低的患者要保持大便通畅。

23. 肿瘤患者为什么要监测血象？

肿瘤疾病可导致机体严重营养不良、贫血，肿瘤放、化疗会导致患者骨髓造血功能抑制，中性粒细胞减少、血小板降低等。患者抵抗力低下，极易发生各种病菌的感染或出血，严重者甚至导致内脏、颅内出血而死亡。通过血常规检查，可以了解红细胞、血红蛋白、中性粒细胞、血小板的情况，做到及时发现、提早预防，并为减轻治疗的并发症提供依据。因此，肿瘤患者需要定期监测血象。

24. 造血干细胞移植后居家生活应注意什么？

（1）保持室内空气新鲜，每天早晚开窗通风各30分钟，减少探视及家庭聚会；家中可备有移动的紫外线消毒机，便于空气消毒。

（2）移植后半年内患者白细胞数低于正常，减少去公共场合的次数，必须外出时应戴口罩。

（3）禁止饲养猫、犬等动物。

（4）加强锻炼，增强抵抗力。锻炼应先室内后室外，循序渐进。

（5）调整心态，保持轻松愉快的心情，保证充足的睡眠。

（6）补充适量的营养，多摄入高热量、高蛋白、高维生素的食物。

(7)注意保暖,避免感冒,按时复查。

25. 肿瘤患者放疗期间为什么要选用全棉内衣?

放疗会引起患者照射野部位皮肤红肿、瘙痒,甚至出现皮肤剥脱。全棉内衣质地柔软、吸湿性强,不产生静电,可以减少对皮肤的刺激,也便于穿脱。

26. 放疗部位皮肤可以用肥皂水擦洗或热水浸浴吗?

放疗部位皮肤不可以用肥皂水擦洗或热水浸浴,因用肥皂水擦洗或热水浸浴会引起放疗照射部位术野划线消失或模糊,影响放疗定位准确性及治疗效果,用肥皂水擦洗或热水浸浴还会导致皮肤表层起到保护性的皮脂减少,会引起局部皮肤瘙痒,严重的会导致水疱处破溃。

27. 为什么头颈部肿瘤患者口腔照射后3～4年不能拔牙?

患者在接受放疗后,因唾液少而黏稠酸度增高便于细菌繁殖,引起牙龈红肿。如果拔牙,会诱发颌骨骨髓炎,如果高压氧抗炎治疗无效,病情加重,可穿破皮肤,形成瘘道,终日流脓血不止,患者不能进食导致长期慢性消耗,严重者可死于脓毒血症或恶病质、全身衰竭。

28. 肿瘤患者白细胞下降时如何选择食物?

白细胞下降时宜补充含有丰富蛋白质的食物,如瘦肉、鱼类、动物肝脏、大枣、黑豆等。对因化疗反应而引起的食欲缺乏、消化不良、便溏、泄泻等症,应适当增加补脾健胃的食物,如白扁豆、萝卜、山楂、大枣等。所有食物均应是新鲜的,避免食用霉变食物。

29. 肿瘤患者血小板下降时如何选择食物?

饮食以清淡、低脂、高蛋白食物为主,忌过烫、油腻、生硬食物。宜进温热、软的食物,多食富含丰富蛋白质、多种维生素以及微量元素的食物,如瘦肉、蛋奶、鱼类、豆类等,还可应用食疗方法辅助治疗,如大枣羊骨汤、鲜藕汤等。中医学认为花生米红衣能够补脾胃之气,能达到养血止血的作用。西医认为:花生米红衣能抑制纤维蛋白的溶解,增加血小板的含量,改善血小板的质量,改善凝血因子的缺陷,加强毛细血管的收缩功能,促进骨髓造血。因此,花生米红衣对各种出血及出血引起的贫血等疾病有明显效果,可以适量食用。

30. 肿瘤患者可以吃鱼虾等发物吗?

所谓发物,是中医理论中富于营养或有刺激性特别容易诱发某些疾病(尤其是旧病宿疾)或加重已发疾病的食物。在临床中尚没有相关试验给予证实,只是具有过敏体质者应慎用。在西医的营养学理论中,鱼虾肉蛋等含有人体需要的蛋白质,适当食用海鲜可以补充蛋白质,提高机体免疫力。但一切均要适量,以患者感到身心需要得到满足、不出现不良反应(如腹胀、腹泻等)为度,不可以贪食。

31. 肿瘤患者可以喝咖啡、饮酒吗?

肿瘤患者可以适量喝咖啡、饮酒。适当的喝咖啡和饮酒有助于患者兴奋和愉悦心情,但是,切忌不可过度,因为这样将会造成中枢神经异常兴奋,出现不良后果。肝癌患者应忌酒。

32. 家属在肿瘤患者治疗间歇期应做什么?

家属在肿瘤患者的治疗过程中起的作用不容忽视,家属的作为可以影响患者的生存质量与生存长度。

(1)要积极引导患者情绪,提供支持。患者的情绪影响肿瘤的发展和预后,恶劣的心情会加重病情。应调动家庭所有的亲戚、朋友为患者提供多种形式的支持和帮助,给患者以安慰、理解与温暖,帮助患者树立战胜疾病的信心,获得继续生存的动力。

(2)协助患者完成一日三餐及服用治疗药品,进行必要的康复锻炼等,增强患者身体素质,为坚持完成治疗打下基础。

(3)陪伴患者进行定期复查,妥善保存患者就医的相关病情资料和家庭护理记录。异常情况随时与医师进行沟通。

33. 肿瘤患者出现腹胀怎么办?

在体质、病情允许的情况下,可以加强床下的活动,促进肠蠕动,也可以吃理气消积中药治疗,如四磨汤、木香顺气丸;因腹膜转移引起的腹水可于腹部置管引流腹水,并进行腹腔灌注治疗。

34. 如何平衡肿瘤合并糖尿病患者的饮食需求?

肿瘤患者应以高热量、高蛋白、高维生素、低脂肪饮食,而糖尿病不宜选择高热量饮食,因此需合理搭配膳食,做到定时、定量、定餐。保持口腔清洁,促进食欲,减少不良刺激,禁食生、冷、干、炸、烤、煎及辛辣食物,多喝水,多吃萝卜、蒜苗、生黄瓜等增加肠蠕动的食物,控制零食,戒烟酒,忌食葡萄糖、蔗糖、蜜糖及其制品。多食新鲜的蔬菜,既可以满足肿瘤患者的营养需求,同时又不增加食物的总热量。糖尿病患者在肿瘤治疗期间应坚持适量运动,消耗热量。

35. 肿瘤患者能泡脚、蒸桑拿吗?

肿瘤患者可以泡脚、蒸桑拿,适当的身体放松和修养有利于病情的恢复。但在蒸桑拿的时候需要保持充足的氧气吸入,同时,水温不宜过高,不然对肿瘤患者的皮肤和心脏将会造成负担和损害。

36. 肿瘤患者休养期间多长时间进行复查?

修养期的复查间隔应根据主管医师的医嘱而定,一般说来在第1～2年每3个月复查一次,第3～5年要每6个月复查一次,第5年以后每年复查一次,以便能及时发现是否有复发或转移。

37. 肿瘤患者可以外出旅游吗?

肿瘤患者可以外出旅游。外出旅游可以放松患者的心情,有利于患者的病情恢复。但是患者外出要注意劳逸结合,放松心情的同时保证体力,避免过劳及奔波。如有口服的治疗用药,旅游期间应坚持服用,不能间断治疗。

38. 肿瘤患者可以工作吗?

现代肿瘤的治疗目的就是让患者能够回归社会,提高生存质量。如果身体允许时可鼓励肿瘤患者做有益的事情,力所能及做一些家务或参加一定量的工作,使患者感到生命的价值,提高生存信心。

39. 肿瘤患者可以进行体育锻炼吗?

适当的体育锻炼有利于肿瘤患者增强抵抗力和保持身心愉悦。肿瘤患者治疗间隙期,鼓励患者适量活动,多做一些有氧运动,如到室外散步、跳舞、做体操、练养生功等,以增强抵抗力,促进疾病的恢复,但活动不宜剧烈。

40. 肿瘤患者如何增强自身抵抗力?

(1)保持营养均衡:保证营养摄取的种类和数量。可以食用瘦肉、鱼虾等,多吃奶、豆制品、十字花科的蔬菜、菌类,食用富含硒类等微量元素的食物,减少油腻食物。

(2)放松心情:要用乐观的态度去积极配合治疗,切忌抑郁、焦虑和绝望,放松心态快乐生活。心理疗法,这尤为重要,一定要鼓励患者战胜疾病;想象疗法,可以想象射线在杀死自己身体里面的癌细胞,身体放松,抛弃一切杂念,想象自己的全身通畅;音乐疗法,多听听轻音乐,但时间不宜过长,音量以 70 分贝以下为最佳;幽默疗法,医学家们发现了癌症患者有规律地开怀大笑,释放情绪有利于病情的缓解。

(3)保持足够的睡眠:每天不少于 8 小时。如果夜间因各种原因导致睡眠质量差,可以在中午稍微休息一会儿保存体力。

(4)运动:每天适当的运动,可以促进血液循环,加快机体新陈代谢,运动也可以使人心情放松,促进健康。

41. 癌症患者康复期间是否能有性生活?

癌症患者康复期只要有性欲就可以进行性生活。适当性生活,掌握在不使患者感到腰酸、头晕、疲劳为宜。癌症并非是通过性生活传染的,因此,配偶不必存有被传染的疑虑,相反应愉快地接受性生活,从而使对方保持心情愉快,这样大大有助于癌症患者康复。当然在性生活的卫生方面也应注意。

42. 脑部肿瘤患者突发癫痫家属应怎么办?

肿瘤患者癫痫突发时,家属应让患者平躺,头部偏向一侧,方便其分泌物流出,防止窒息,准备好勺子插入牙齿之间以防止舌咬伤,不要抓住患者或强行制止其抽搐,避免造成肢体损伤。一般患者抽搐会在几分钟后停止,如果发作超过 10 分钟或一次发作后意识未恢复正常前,另一次发作又反复出现时,应立即将患者送往医院进行抢救。患者发作时禁止给其强行灌水或灌药,发作停止后患者一般都意识不清,此时家属需要陪在其身边,可与其交流,促进其意识恢复。患者清醒后,避免过多与其谈论发病过程,防止患者出现恐惧及自卑心理。

43. 消化道肿瘤患者能吃水果吗?

消化道肿瘤患者可以吃水果。有些患者认为应忌食生、冷食物,但对水果蔬菜类应视情况对待。术后初期可吃少量易消化的水果,每次量不宜多,应少量多餐。胃肠功能基本恢复后可以吃一些清淡爽口的水果,以补充人体所需要的维生素。特别是化疗、放疗期,具有明显的开胃作用,但尽量少吃过甜的水果,避免刺激胃肠、产气过多。

44. 水肿患者如何保持皮肤完整?

(1)选用全棉柔软内衣,避免粗糙衣物摩擦。衣着应柔软、宽松,床单平整、干燥。对长时间卧床患者,要定时协助其更换卧位和体位,翻身时避免推、拉、拽等动作,预防压疮的发生和水肿的加重;如果仅是四肢水肿,应将四肢抬高,促进水肿消退。

(2)患者及其家属均应修剪指甲,避免搔抓划破皮肤引起感染。

(3)护士静脉穿刺前,先推开皮下水分,露出静脉,这样易于进针,以提高静脉穿刺的成功率。另外,水肿患者的组织肿胀,输液时液体外渗不易觉察,输液过程中要严密观察局部皮肤。与此同时,患者皮肤菲薄,输液结束后揭除胶布时动作需轻柔,必要时,可以用无菌盐水将胶布浸湿后揭去,禁止强行撕除胶带,避免造成皮肤破损。

(4)肌内注射前,推开皮下水分,并且将组织推向一边再进针,使穿刺点不在各层组织同一线上,穿刺后,用无菌干棉签按压直至皮肤不再渗液。同时注射几种药品时应减少多点注射。

(5)各种穿刺点如果渗液不止,可以在局部进行加压包扎,减少局部渗液,促进伤口愈合。

45. 留置尿管患者多长时间更换?

一般尿管留置时间为3～7天。长期留置导尿管如为抗菌乳胶导尿管及硅胶导尿管,应每28天更换一次。长期留置导尿管除会造成身体不适外,异物(导尿管)留在体内,还易诱发过敏及滋生细菌,诱发泌尿系统疾病。因此,留置导尿期间应做好患者尿道口及导尿管清洁护理。

第6章

肿瘤患者的姑息治疗护理

1. 肿瘤患者心理会有哪些变化?

癌症患者作为一个特殊的人群,从确诊开始心理就有一个比较明显而波动较大的变化,这就是癌症患者的心理分期,一般临床上分为5期,即否认期、愤怒期、协议期、沮丧期及接受期。在患者刚确诊为癌症的时候,几乎所有的人都不相信自己罹患癌症,内心往往持否认态度,为否认期;随后当得到证实确为癌症后,患者往往觉得命运不公,非常愤怒,为愤怒期;愤怒期后,患者会逐渐平复,求生本能逐渐显现,希望能得到较好治疗,延长生命,为协议期;但是随着病情的加重,各种症状可能会越来越明显、越来越严重,此期患者越来越感受到疾病的痛苦,随之心情沮丧、低落,为沮丧期;最后,随着时间的推移,患者逐渐适应并接受这一现状和事实,为接受期。

2. 心理治疗对肿瘤治疗有效吗?

心理治疗是临床工作者有意识地使用各种心理学技术,以达到迫切需要改变病患个性或行为而采取的医疗手段。有关医学调查表明,肿瘤患者中约有66%患抑郁症,10%患精神衰弱症,8%患强迫症,80%的患者不是死于治疗期,而是死于康复期。专家指出,心理因素在肿瘤的发生、发展和转移中具有十分重要的作用,在各种治疗后,患者如果不能克服心理障碍,免疫系统就会加快受损,对康复十分不利。大量的临床实践和研究均表明,心理治疗性干预在肿瘤临床中是非常重要的,将心理干预作为整体医疗的一部分,与肿瘤传统治疗方法有机地结合在一起，不但可以辅助和增强传统治疗方法的疗效，在延长患者寿命的同时，有利于提高患者的生存质量。

3. 肿瘤患者应如何自我调节?

肿瘤患者的心理自我调节，对提高他们的抗癌自信心和生活质量将起到积极作用。首先肿瘤患者在力所能及的前提下应参与工作或打太极拳、散步及做些家务、看电视节目、听广播、与人聊天等，参与社会活动会使患者心境自然、轻松愉快，也会有自我价值体现的快乐。其次要敢于面对现实，多了解自己周围有些患癌后长期生存的“癌寿星”生活经验，多看鼓励人们与疾病及厄运抗争的科普读物，不断地为自己添油加劲，增强精神上的安全感。此外，还要能清楚地意识到长期极度的忧虑会扰乱心理平衡，导致严重失眠，影响正常的食欲及其他各种有益的欲望，引起体内生理功能及能量代谢紊乱。只要能乐观地对待现实，保持健康的良好心理状态，定能获得巨大的力量和勇气，战胜悲观失望的“自我”，对促进健康和提高生活质量是有益的。最后过去就让它过去，不必无限懊悔，对未来则热切期望。心理上的平衡能让您产生无穷的抗癌活力，请珍惜自己的心理健康。

4. 对肿瘤患者隐瞒病情值得提倡吗?

要因人而异。对于人格独立、性格开朗、外向，具有一定知识水平的人应该进行病情的告知，以取得患者本人的积极配合。对于人格依赖、性格内向、不善于开解自己情绪的患者应暂缓告知。除非处在肿瘤晚期，患者明确表示不在乎或不想知道自己患有什么疾病，一般情况下均应在适当的时机采取适当的方法进行告知。

5. 如果确认需要告诉患者真实病情，那什么时候告诉患者好?

对于有些患者在发病早期就急于想了解自己的病情且处于平静接受心态，此时患者家属应该进行告知，以利共同完成抗癌大事。有些患者在治疗期间，通过与其他患者之间的交流，会大概知道自己的情况，此时，患者已基本处于接受期，也可以进行告知。告知时，应注意环境的选择，注意说话的语气与说话方式，尽量采用平和的语气，避免引发患者的不良情绪。

6. 如果朋友或家人患有癌症，我该怎样安慰他（她）？

如果朋友或家人患有癌症不要太过刻意地做什么，做到平时应有的关心和照顾即可。有空时多陪患者说说话，让他（她）感受到亲人的快乐与幸福就在身边。多跟患者沟通，鼓励患者生活下去，同时鼓励患者保持积极健康乐观的心态，积极配合医师治疗，多参加一些社会活动，有助于病情恢复。

7. 如何使患者正确对待癌症？

对于恶性癌症患者，及时有效的治疗是很重要的一个方面，但是最重要的一方面是恶性癌症患者怎么冷静、客观地正确地看待自己的病情。要做到冷静、客观地正确地看待自己的病情，就要做到如下几方面。

（1）首先诊断与治疗要正规，避免误诊。

（2）早期治疗，早期治疗效果要优于中晚期。

（3）化疗患者：化疗药物毒性大，对严重的不良反应要及时处理，否则有可能危及生命，而且严重的毒性反应会降低患者的体质，影响治疗。

（4）放疗患者：首先要知道，放射性损伤是伴随而来的问题，这些症状都可以配合治疗调理，随着放疗结束，治疗的不良反应亦可渐渐消失。

（5）恶性肿瘤的中医治疗：中药治疗的优势主要是可以减轻放化疗的毒性反应，提高生存质量，减缓癌症的生长速度，延长生存期；而在缩小癌症方面作用甚微。对各种过度的宣传，不要轻信。最好去正规的中医院或各大医院的中医科就诊。

（6）要做好定期复查，发现异常情况随时复查。

（7）及时关注并记录病情发展。患者或患者的家属要对患者既往的治疗详细了解，或保存相关的资料，看病时随身携带。

（8）对于恶性癌症的治疗费用要正确看待，早期投入要有保证；保证治疗用药，少用保健品。

（9）癌症患者的饮食：对于恶性癌症患者的饮食，原则上应该想吃什么就吃什么，吃什么舒服就吃什么。但一定要适可而止，不要过量。

8. 癌症患者什么时候需要去看心理医师?

当癌症患者出现情绪异常,如焦虑、烦躁不安、情绪低落、默默落泪、睡眠紊乱,出现自杀或仇恨情绪、言语时,或拒绝与家属、医护人员交流,应该及时看心理医师。

9. 什么是想象疗法?

想象疗法,属于心理疗法的范畴,又称"精神性疗法"或"整体机能疗法",还有人把它称为"精神想象操"。想象疗法是心理治疗的一种方法,是在专业的心理师的指导下进行放松训练的治疗方法。想象疗法是借助患者的主观意念进行积极的思维和想象,可提高人体的免疫力和抗病力,从而使患者的病症得以缓解或消除。患者在接受放疗时,可以想象射线正在杀灭自己体内的癌细胞;可以想象自己的全身是通畅的。在进行这些想象疗法时,身体要放松,杂念要抛除。

10. 什么是信心疗法?

信心疗法是心理治疗的一种新方法,科学家发现,人们如果对自己的健康有足够的信心,就会提高人体抵抗疾病的能力。科学研究显示,每个人都有一种超乎寻常的潜能,一旦被激发出来,将有很多意外收获,甚至产生奇迹。信心可以激发这种潜能,所以患癌症的患者要尽快摆脱不良情绪,不管遇到多大的困难与痛苦,也要充满信心地去顽强地战胜疾病,相信奇迹会在自己身上发生。

11. 年轻肿瘤患者找对象会不会受人歧视?

由于治疗手段的增加、疗效的提高,在临床上肿瘤已经作为慢性病来看待,患者不应受到别人的歧视,但因治疗的时间较长,所以首先应要集中精力,配合医师进行彻底治疗。如果治疗5年以上,确认无任何转移或局部复发,全身状况良好,再考虑结婚比较好。婚前要对对方负责,要充分告知对方疾病的治疗过程及目前状态,取得对方的理解与支持。

12. 外出旅游、爬山等会不会发病,体力透支怎么办?

肿瘤患者在患病期间,常会引起疲乏、倦怠、厌食等不适。有氧运动是经过验证的可以解决肿瘤患者疲乏的有效方法。旅游、爬山等是患者比较适合的活动方式，不但不会引起发病，而且在活动中，患者可以保持心情舒畅，同时适当运动可以增强机体的抗病能力。为防止体力透支，活动前应随身携带急救药品，以防不测。应尽量结伴而行，避免发生意外时孤立无助。活动应量力而行，不可争强好胜导致运动过量。运动中如果感觉不适，应及时休息，确保安全。

13. 家属怎么开导有轻生倾向的肿瘤患者?

应该了解患者想轻生的原因，解除患者心中的顾虑，多讲一些治疗成功的例子，鼓励患者树立起对生活的信心，尽量减轻患者的躯体痛苦，为患者营造充满亲情的社会环境，及时开导患者，必要时借助心理辅导。

14. 肿瘤患者出现焦虑怎么办?

焦虑是一种防御机制，是一种迫在眉睫而又不知所措的与危险体验有关的不愉快情绪。家属及亲人应做到安慰、鼓励患者，经常陪伴他们，注意倾听患者的诉说，不要随意打断。心理学研究显示，倾诉也可以缓解焦虑情绪。帮助患者树立正常的治疗情绪，分散患者的注意力，可以鼓励患者进行力所能及的活动，鼓励与其他患者进行沟通(应选择一般状况良好、心理健康、积极、乐观的患者)，使患者能够采取积极地态度寻求关于疾病和治疗的信息，主动配合治疗。

15. 肿瘤患者出现抑郁怎么办?

抑郁是由于心理应激的失控而产生的消极的自我意识，如自我评价降低，自信心丧失、有自卑感和无用感。有 70%～80%的肿瘤患者伴有不同程度的抑郁，这与疾病长期折磨和担心经济费用等有关。患者在抑郁的状态下会有悲观、失望、无助、冷漠、绝望等不良心境。家属应与医务人员共同配合，共同给予患者心理支持，密切关注患者行为，保证 24 小时不离患者身边，收起身边所有锐器，预防患者自杀，并激发患者的主观能动性，转换不良心境，树立战胜疾病的信心。必要时应选用抗抑郁药物治疗。

16. 家属在患者治疗与康复中起到哪些作用?

家属在肿瘤患者治疗与康复中扮演着安慰者、照护者，教育者、家庭支持者的角色。给予患者治疗中的经济支持，并适时地安慰与鼓励患者，包容患者的不良情绪，给予患者支持，均对患者的治疗起到积极的促进作用。

17. 若未成年孩子患有癌症，我是否应该告诉他(她)?

根据家庭情况的不同及不同年龄段孩子的承受能力来判断是否应该告知孩子具体病情。但一般情况下，大部分都应该告诉孩子，以免孩子对癌症产生恐惧心理，以利于孩子配合治疗。

18. 什么是癌痛?

疼痛是一种主观体验，是机体受到伤害性刺激所引起的一种不愉快的感受和情感体验，是一种复杂的生理、心理活动。肿瘤是机体局部组织异常增生而形成的新生物，当肿瘤体积增大时出现压迫和阻塞而引起程度不同的疼痛。晚期癌痛，是造成癌症晚期患者主要痛苦的原因之一。在疼痛患者中，因各种原因使50%～80%的疼痛没有得到有效控制。伴随癌痛患者会产生心理异常，同时伴有自主神经紊乱。

19. 癌症疼痛与普通疼痛有什么不同?

普通疼痛属于生理性疼痛，是人体为了防止外界环境伤害的一个保护性的反应。比如说胳膊被针扎一下，这个生理疼痛是人体的一个防御系统，也是人体保护性的反应。

癌症疼痛是一种疾病，而不是一个症状。过去认为癌症疼痛是一个症状，癌症好了这个症状就没有了，现在认为癌症疼痛本身是一种疾病。如果一个人原来有癌症，癌症是疾病，后来随着癌症的发展，患者又有了疼痛，这个时候他就患有两种疾病，一种是癌症，另外一种就是癌症引起的疼痛。

20. 癌痛会带来什么伤害?

癌症疼痛不仅使患者感到难受，而且还会带来一系列严重的影响。例如，恶心呕吐、食欲缺乏、焦虑、恐惧、抑郁、不愿与人交往；各种机体功能减退，活动能力下降，免疫力降低；对生活和治疗失去信心等。疼痛对身体、生理和心理方面造成的损害，不仅明显影响着患者的生活质量，而且还会影响到治疗的实施和效果。部分患者因疼痛未得到满意控制而失去耐心，甚至会放弃根治癌症的机会。因此，癌症疼痛会造成严重的危害，各期癌症患者都应该积极接受镇痛治疗。

21. 你知道“世界疼痛日”与“中国疼痛周”吗？

为唤起全球人类对疼痛的关注，造福千千万万疼痛患者，2004年国际疼痛学会（IASP）确定每年10月中旬的第一周为“世界疼痛日（Global Day Against Pain）”。中国将10月14日至20日定为“中国疼痛周”。

22. 为什么癌症会引起疼痛？

中晚期恶性肿瘤患者常有疼痛症状。这种疼痛的特点是持续时间长，并且进行性加剧，随着疾病的发展疼痛越来越剧烈。有的患者到最后，发展成异常的痛苦，痛不欲生，极度严重者甚至会想到自杀。

肿瘤引起疼痛的原因很多，有的原因目前还不很清楚，可能与下列因素有关。

（1）实质性器官肿瘤生长迅速，造成器官包膜紧张牵拉。

（2）癌肿压迫神经根或神经干，或直接发生在神经干上（如神经鞘瘤）。

（3）晚期癌浸润神经干、神经丛。

（4）癌症引起空腔脏器（消化道、泌尿道）梗阻。

（5）消化道肿瘤破裂引起出血及穿孔。

（6）肿瘤本身的破溃感染并引起周围组织坏死。

（7）癌症浸润血管，局部缺氧可引起剧烈疼痛。

（8）放射疗法后遗症。

（9）癌症治疗引起的疼痛，如化疗后大量细胞碎片蓄积在体内引起疼痛。

（10）肿瘤间接引起的疼痛，如带状疱疹。

23. 由肿瘤治疗引起的疼痛有哪些？

因癌症治疗导致的慢性疼痛见如下所述。

（1）外科原因：①神经创伤，主要是神经痛，见于外周神经的皮肤分布区；②手术路径神经瘢痕，主要是伤口表现瘢痕过敏；③截肢痛或神经切断术后痛，主要是神经断端神经纤维瘤痛和幻肢痛；④乳腺术后痛和开胸术后痛，主要是神经痛和接触痛。

(2)放射治疗后疼痛：①放射性神经纤维化或神经丛纤维化，多出现在放射治疗后 6 个月或数年后，与局部的淋巴性水肿、局部皮肤改变有关，也与运动减少有关；②脊髓髓内病变，布朗-色夸综合征，主要是同侧的感觉和对侧运动丧失；③周围神经瘤导致放射痛，疼痛性肿物导致的沿周围神经和神经丛分布的疼痛。

(3)化疗后疼痛：①长春新碱引发的周围神经病，主要是交感神经的多节段病变导致的手、足烧灼样疼痛；②激素导致的假性风湿病，主要是散在的肌肉和关节疼痛，与缓慢的触痛有关，但没有炎性疼痛的特点；③骨质的无菌性坏死(持续激素治疗后)，疼痛伴有膝、足、肩关节活动受限；④带状疱疹后神经痛，烧灼样疼痛和感觉过敏。

24. 吃镇痛药会影响肿瘤的治疗吗？

可以吃镇痛药，不影响肿瘤的治疗效果，相反由于疼痛感消失，舒适感增加，会增加患者的生活质量，提高对治疗的依从性。镇痛药的强度要循序渐进，不建议开始就用特别强效的。

25. 怎么向医师描述疼痛？

(1)疼痛详细部位在哪里？

(2)什么时候开始生病(某年某月)？

(3)疼痛起始时间(某年某月)？

(4)当时是怎么样的情况下出现的疼痛，有没有诱发疼痛的原因(比如：吃饭，某种动作，风吹，接触，温热，寒冷，劳动，酒，其他)？

(5)疼痛性质如何(像火烧似的痛，针刺一样痛，蚁走样似的，麻木似的，异物感，酸胀痛，用刀割一样的疼痛，其他具体点的疼痛描述)？

(6)疼痛是什么程度(发作性的，持续性的，搏动性，其他)，痛多长时间(分，秒，其他)？

(7)一天中在什么时间疼痛较重？

(8)什么情况下缓解(比如：安静，烤暖，服药，体位，其他具体)？

(9)什么情况下加重？

(10)季节、气候对疼痛有影响吗？

(11)曾经做过什么检查？检查结果是什么(请尽可能保存这些检查的资料，对提供疾病就诊意见很有帮助)？

(12)曾经做过什么样的治疗？治疗的效果怎么样？

(13)有没有其他的病(比如：糖尿病，高血压，结核病，肿瘤病史，神经衰弱等)？

(14)目前这个病对你最大的影响是什么(工作，膳食，睡眠，其他烦恼的事情)？

26. 怎样才算控制住了疼痛？

国外学者认为，患者在睡眠时无痛、在休息时无痛、在活动时无痛；24 小时内爆发性疼痛(需用药物缓解)次数<3 次，这就是满意的治疗目标。

27. 有哪些治疗疼痛的办法？

治疗疼痛有很多办法，如药物疗法，简便有效，为首选方法；局部神经阻断疗法、物理疗法、心理疗法、手术疗法、辅助疼痛治疗方法。

28. 肿瘤患者疼痛时可以热敷吗？

肿瘤患者疼痛时可以热敷，热敷可以相应的缓解疼痛，但要注意水温，不能超过 60℃，并用干毛巾包裹，以免将患者皮肤烫伤。如果疼痛发生在病变局部，则禁止热敷。

29. 肿瘤患者疼痛时可以按摩吗？

肿瘤患者疼痛时可以按摩。相应的按摩手法可以缓解患者的疼痛，同时手法按摩时，亲人与患者的亲密接触，可以使患者心理得到安慰。血小板低时，尽量减少按摩，避免出现皮下出血。

30. 癌痛患者可以应用哪些放松疗法？

可以为癌痛患者创造舒适的环境，减少疼痛的刺激，播放患者喜欢的、轻柔的音乐，使其转移注意力，让患者保持自然舒适的体位，从头到足依次放松，指导患者闭目养神，驱逐杂念，平静呼吸。

31. 常用的镇痛药物都有哪些？

镇痛药物种类主要有以下几类。

第一类为非甾体抗炎镇痛药。常用的有阿司匹林、布洛芬、吲哚美辛(消炎痛)、对乙酰氨基酚(扑热息痛)、保泰松、罗非昔布、塞来昔布等。镇痛作用比较弱,没有成瘾性,使用广泛、疗效确切,用于一般常见的疼痛,但如果使用不当,也会对人体健康造成损害。

第二类是中枢性镇痛药。以曲马朵为代表,是人工合成的中枢性镇痛药,属于二类精神药品,为非麻醉性镇痛药。曲马朵的镇痛作用比一般的解热镇痛药要强,但又不及麻醉镇痛药,其镇痛效果是吗啡的1/10。主要用于中等程度的各种急性疼痛及手术后疼痛等。

第三类是麻醉性镇痛药。以吗啡、哌替啶等阿片类药为代表。这类药物镇痛作用很强,但长期使用会成瘾。这类药物有严格的管理制度,不能随便使用,主要用于晚期癌症患者。

32. 使用镇痛药的原则是什么?

世界卫生组织提出的癌痛药物治疗的三阶梯用药原则,强调按阶梯用药;口服给药;按时服药;个体化给药;注意具体细节。按阶梯给药是由弱到强,逐渐加量,不要等患者需要了才用,而是有规律地按时用药。坚持个体化原则即不受所谓的"极量"限制,而以达到有效镇痛为目的。

药物镇痛的注意事项:应从最简单的剂量方案及创伤最小的镇痛疗法开始;最好口服,如不能口服应考虑直肠或经皮下给药;不要采用安慰剂治疗癌症疼痛,用安慰剂并不能真正镇痛,这对患者是残酷的;对阿片类药物,不同患者对不良反应的敏感性有很大差异,应用时要注意。

33. 什么是癌症的三阶梯镇痛治疗?

第一阶梯:轻度疼痛给予非阿片类(非甾类抗炎药)加减辅助镇痛药。要注意非甾类镇痛药存在最大有效剂量(天花板效应)的问题。常用药物包括对乙酰氨基酚、阿司匹林、双氯芬酸盐、加合百服宁、布洛芬、芬必得(布洛芬缓释胶囊)、吲哚美辛、意施丁(吲哚美辛控释片)等。

第二阶梯:中度疼痛给予弱阿片类加减非甾类抗炎药和辅助镇痛药。弱阿片类药物也存在天花板效应。常用药物有可待因、布桂嗪(强痛定)、曲马朵、奇曼丁(曲马朵缓释片)、双克因(可待因控释片)等。

第三阶梯:重度疼痛给予阿片类加减非甾类抗炎药和辅助镇痛药。强阿片类药物无天花板效应,但可产生耐受,需适当增加剂量以克服耐受现象。以往认为用吗啡镇痛会成瘾,所以不愿给患者用吗啡,现在证明这个观点是错误的——使用吗啡的癌痛患者极少产生成瘾性。此阶梯常用药物有吗啡片、美菲康(吗啡缓释片)、美施康定(吗啡控释片,可直肠给药)等。

34. 使用不同药物有哪些注意事项?

(1)单纯镇痛药:对乙酰氨基酚常用于一般痛症,如头痛、肌肉疼痛、骨关节痛等。药效安全,不良反应轻微,不会引起胃部不适,但过量服食会伤及肝,建议一般成人用量每天最多 4g。

(2)非类固醇类消炎镇痛药:非类固醇类消炎镇痛药除了镇痛,亦具消炎效用,但常引起肠胃不适,视情况需要可能会加配胃药同服。患有胃溃疡、严重哮喘、肾病、心血管毛病有较大的风险出现严重不良反应,不建议服用此类药物。

35. 使用轻度镇痛药物过程中应注意什么?

这些药一般都是非处方药,可自己在药店买到,疗效肯定,对重度疼痛也有辅助治疗作用。主要包括阿司匹林、对乙酰氨基酚、吲哚美辛(消炎痛)、布洛芬、萘普生等药物。这类药一般用起来比较安全,不良反应较轻,偶尔可出现胃肠道反应,若与牛奶或抗酸药同服,或饭后服用可减少其反应。患溃疡病时不用或慎用。另外,偶尔还可见肝肾毒性,影响凝血机制,有上述疾病者慎用。在这些药物中,对乙酰氨基酚不良反应小,但注意用量不能过大,每天总量不超过 6g,再增加剂量不但镇痛效果不再增加,而且会出现不良反应。若出现不良反应可换用其他非阿片类药物,如不良反应持续,可换为阿片类药物,老年人尤其要注意药物的不良反应。

36. 使用中度镇痛药物过程中应注意什么?

弱阿片类主要包括可待因、曲马朵、布桂嗪等。其不良反应包括:胃肠道反应、恶心呕吐、便秘和排尿困难也是常见的不良反应。

37. 使用重度镇痛药物过程中应注意什么？

强阿片类吗啡为强阿片类的代表药物，另外还有美沙酮、芬太尼等药。其不良反应包括如下内容。

(1)便秘：几乎所有患者均出现，因此，在开始使用阿片类镇痛药时，就应着手制订一个有规律的通便方案，包括使用轻泻药和大便松软药。如番泻叶、麻仁润肠丸等。

(2)恶心、呕吐：一般为一过性，有50%以上发生于服药后第3～4天，可逐渐适应耐受，若吗啡用量由小剂量开始则会减少此反应，必要时服用止吐药对症处理，如甲氧氯普胺(胃复安)等。

(3)镇静、嗜睡、意识模糊：一般经3～5天便可产生耐受性，并恢复意识正常。

(4)呼吸抑制：虽然很少发生，但却是最让人担心的不良反应，因此对有明显呼吸功能障碍的患者要慎用或禁用，而且初次用药者必须在有经验的医师指导下进行。

(5)药物依赖：在正规用药的基础上，成瘾性较小。

38. 激素类药物也能镇痛吗？

激素类药物也能镇痛。泼尼松：为肾上腺皮质激素，适用于肿瘤疼痛合并感染的患者。地塞米松：主要用于抗炎、抗过敏，对于肿瘤合并感染、颅内压增高、神经性疼痛等情况时，有明显的协助镇痛作用。

39. 肿瘤患者如何服用镇痛药？

肿瘤患者应该遵循三阶梯给药原则进行服药；按时、口服、足量。

40. 患者服用镇痛药物的成瘾概率有多大？

药物成瘾是一种慢性、复发性、患者不顾后果持续服药的强迫行为。①消炎镇痛类：不会成瘾，如芬必得、扶他林等。②中等强度的镇痛药：正规使用下不会产生成瘾性，如曲马朵、可待因等。③阿片类药物，包括吗啡、氨酚羟考酮、哌替啶(度冷丁)、芬太尼透皮贴等，有一定成瘾性，病情需要、正规使用可以避免成瘾性。据国内外资料显示，因治疗疼痛出现的精神依赖性发生率小于1%。

41. 镇痛药物常见的给药方法有哪些?

给药途径是影响药物利用度的因素之一,由于给药途径的不同,其生物效能不同,产生镇痛作用的效果、维持时间、起效时间和使用的难易程度均不同。合理地选择给药途径,是提高和改善镇痛效果的因素之一。

(1)口服给药:是首选的镇痛药给药途径,患者可以自己服用,方便安全。剂型有片剂、胶囊、控释片和液体制剂,由于剂型和药物种类特性不同,在肠道的吸收特性不同。口服给药途径主要用于可以口服用药,不需要即刻镇痛,以及需要长期用药的慢性疼痛的患者。

(2)舌下含服给药:口腔黏膜有丰富的淋巴管和血管,药物吸收后直接进入体循环,因此避免了药物的首过代谢,对生物利用度差的药物具有重要意义。水溶性的药物不容易被吸收,脂溶性的药物比较容易吸收,pH对某些药物的吸收有明显的影响。不同的药物舌下含服的吸收是不同的,同时吸收率也是不稳定的。舌下给药方法适合不能口服用药的患者,一般病人的用药量适中,不宜用于需要大剂量镇痛药的患者。

(3)直肠给药:用于不能口服用药的患者,效能与口服基本相同或更好,是替代口服用药的途径之一。直肠的吸收面积小,吸收后的药物有部分直接进入体循环,吸收率取决于直肠内有无粪便,以及药剂在直肠的位置(越接近直肠壁则越利于吸收)。国外也有阴道内使用吗啡缓释片取得良好镇痛效果的报道。

(4)皮下注射给药:可不经过肠道,无药物的首关效应,摄入吸收的时间较口服用药方式明显缩短,镇痛作用产生快,生物利用度高,是患者自控镇痛(PCA)常用的给药途径之一。有资料表明,皮下给药具有静脉给药方式80%的效能。主要用于患者胃肠道功能障碍,顽固性的恶心呕吐,严重衰竭需要迅速控制疼痛的临终患者。

(5)肌内注射:水溶性药物在深部肌内注射后,吸收十分迅速。但具有刺激性的药物,或注入的药液容量过大,均可导致疼痛。此外,刺激性药物可以导致注射的局部组织发生无菌性炎症,形成硬结,明显影响药物的吸收。临床使用中既有疼痛问题,而且吸收也不可靠。因此，长期使用肌内注射治疗疼痛，存在血浆药物浓度波动大、加快阿片类药物的耐药性、镇痛效果不确切、维持时间不稳定等问题。目前多用于急性疼痛的临时镇痛治疗，临床不推荐用于长期癌症疼痛治疗。

(6)静脉途径给药：水溶性药物可以直接静脉注射，避开影响药物吸收的各种因素。静脉注射是最迅速、有效和精确的给药方式，血浆药物浓度迅速达到峰值，用药后即刻产生镇痛作用，但过高的血浆药物浓度可能会引起不良反应。

(7)经皮吸收给药：是使镇痛药物透过皮肤，通过扩散作用进入皮下的微血管发挥镇痛效应。目前国内外仅有芬太尼透皮贴剂供临床使用。

(8)鼻腔给药：是采用芬太尼定量鼻腔喷雾状用药，经鼻腔毛细血管吸收，达到控制疼痛的目的，但目前很少用于癌症疼痛患者，多用于术后镇痛。

(9)硬膜外间隙给药和蛛网膜下间隙注射：在脊髓后角存在高密度的阿片受体，这是阿片类药物脊髓应用的理论基础。与常规给药的途径相比，该途径给药具有给药量小、作用时间长的特点。使用时间过长时，可以有耐药出现，并存在瘙痒、尿潴留和呼吸抑制等问题。

(10)脑室内注射：具有镇痛效果可靠，镇痛作用时间长，每次用药量少的特点。适用于全身多发癌症疼痛的患者，用于与内分泌相关的癌症治疗效果更好。但安装脑室内导管需较为复杂的穿刺，患者的管理需要更高的要求。目前较为成熟的技术是脑室内置管，即与一种硅胶微量泵连接，微量泵包埋在皮下，用注射器透皮刺入微量泵内腔注入吗啡类止痛药物。

42. 芬太尼透皮贴使用中的注意事项有哪些？

使用透皮贴时，用药部位应选在锁骨下胸部洁净处，最好选在无毛发的部位。其他阿片类及镇静药用量减少 1/3。发热可增加贴片中芬太尼的释放及皮肤通透性，故发热患者贴片剂量应减少 1/3。使用贴片者在停药后，血清药物浓度逐渐下降，所以出现严重不良反应的患者应在停用贴片后继续观察 24 小时。使用贴片的患者严禁驾车或操作机器。

43. 为什么癌症患者的镇痛不用哌替啶?

哌替啶的镇痛作用为吗啡的1/8,镇痛时间只能维持2.5～3.5小时。该药在体内代谢为去甲哌替啶,有中枢神经毒作用,癌症患者在大剂量用此药后必然会造成积聚,出现中毒,可有震颤、幻觉、抽搐、肌阵挛和癫痫发作。长期肌内注射哌替啶会引起局部组织发生中度纤维化。因此,哌替啶只可用于短时的急性疼痛镇痛,限制其不宜作为癌症镇痛药。目前发达国家已较少使用。

44. 肠梗阻患者可以使用阿片类药物吗?

阿片类药物是肠梗阻患者疼痛时的首选镇痛镇,对持续性疼痛及绞痛都有效,可选择的药物有吗啡、芬太尼、羟考酮、美沙酮等。在肠梗阻的镇痛治疗中,芬太尼和美沙酮越来越受到重视,这两类药物均有口服以外的剂型,如贴剂、注射剂,使用方便;与其他阿片药物相比,它们对胃肠蠕动的抑制作用比较弱,不会加重梗阻。

45. 阿片类药物有什么不良反应?

阿片类药物最常见的不良反应是便秘、恶心呕吐和镇静、呼吸抑制、过量,其他还包括精神症状、口干、尿潴留、瘙痒、肌肉痉挛、烦躁不安、耐药性、生理依赖等。值得注意的是每位患者对阿片类药物不良反应的反应个体差异大,不能一概而论。

46. 阿片类药物不良反应可以持续多久?

阿片类镇痛药的不良反应与多种因素有关,如个体差异、年龄因素、肝肾功能、药物剂量、药物相互作用等,而与阿片类药物的种类和给药途径关系不大。其中,阿片类镇痛药不良反应与剂量之间的关系随不良反应种类的不同而不同,剂量与中枢神经系统不良反应的相关性最明显;胃肠道不良反应的剂量-反应关系微弱,其中便秘的发生与剂量有轻度相关,并且不会随服药时间的延长而改善。

(1)恶心和呕吐:阿片类镇痛药直接兴奋位于延髓的呕吐化学感受器而引起恶心和呕吐,这种作用可因前庭的兴奋而增强。由于阿片类镇痛药可以提高前庭的敏感性,所以临床有效的μ受体激动药都会引起一定程度的恶心和呕吐。如在开始使用吗啡时,有2/3的患者会出现恶心和呕吐，持续时间约为 7 天。

(2)便秘：阿片受体激动药对受体的亲和性和药理作用呈剂量-效应关系，即随着剂量的增加而疗效增加，但同时不良反应也增加。其中阿片 μ 受体，作用于中枢神经系统主要产生镇痛作用，而在胃肠道激活则主要抑制胃肠道的蠕动，减少胆汁、胰腺的分泌。由于阿片类药物在胃肠道的分布比例较高，如芬太尼在中枢与胃肠道系统的药物分布比例是 1∶1.1，吗啡是 1∶3.4，其作用主要为导致胃肠道功能紊乱，所以长期口服阿片类镇痛药可引起严重的便秘。在使用吗啡的患者中至少有 90％会出现可以预知的这种不良反应。但晚期癌症患者即使不服用阿片类镇痛药便秘发生率也很高，并需要使用缓泻药。芬太尼透皮贴剂受体选择性高，其胃肠道与中枢神经系统的药物分布比例远远低于口服吗啡的比例，其便秘的发生率远远低于口服缓释吗啡、口服缓释羟考酮。因此，对发生便秘风险较高的癌症患者，可考虑选择芬太尼透皮贴剂治疗慢性癌痛。

(3)过度镇静：少数患者在用阿片类镇痛药的最初几天内可能出现嗜睡等过度镇静的不良反应，数日后症状多自行消失。

(4)胆绞痛：阿片类镇痛药用于胆绞痛患者的镇痛，疼痛可能加重而不是缓解。

(5)尿潴留：吗啡引起膀胱括约肌痉挛导致尿潴留的发生率＜5％。但在同时使用镇静药的患者中，尿潴留的发生率可能高达 20％。

(6)精神错乱和神经系统毒性：阿片类镇痛药引起精神错乱罕见，主要见于老年患者及肾功能不全的患者，使用哌替啶的患者易出现中枢神经毒性反应。

(7)呼吸抑制：阿片类镇痛药过量和中毒时，可引起呼吸抑制。

(8)药物依赖：癌性疼痛通常需要长时间高剂量的阿片类镇痛药治疗，会导致耐受和依赖。癌症患者的药物滥用并不常见。

47. 如何治疗带状疱疹引起的疼痛？

带状疱疹是由水痘-带状疱疹病毒引起的急性感染性皮肤病。疱疹病毒具有亲神经性，感染后可长期潜伏于脊髓神经后根神经节的神经元内，当抵抗力低下或劳累、感染、感冒时，病毒可再次生长繁殖，并沿神经纤维移至皮肤，使受侵犯的神经和皮肤产生强烈的炎症。由于肿瘤患者在治疗中会使用免疫抑制药，同时患者本身免疫力也不正常，所以会诱发疱疹。皮疹一般有单侧性和按神经节段分布的特点，有集簇性的疱疹组成，并伴有疼痛；年龄愈大，神经痛愈重。本病好发于成人，春秋季节多见。发病率随年龄增大而呈显著上升。

目前治疗带状疱疹引起的疼痛没有特效药，一般可用维生素 B_1 100mg 加维生素 B_{12} 250μg 混合，肌内注射，每日 1 次，15 日为 1 个疗程。也可口服维生素 B_1 每日 20mg，每日 3 次，外加甲钴胺（弥可保）每次 0.5mg，每日 3 次。如果痛得不能耐受，可内服镇痛药，如布洛芬等。也可用阿尼利定安痛定，还可用理疗或针灸治疗。

48. 神经阻滞或阻断疗法治疗疼痛效果好吗？

疼痛治疗除了使用非类固醇性消炎药、类阿片药及镇痛辅助药外，神经阻滞技术可以说是疼痛科医师最常应用的方法。神经阻滞治疗是指在末梢的脑、脊神经（或神经节）、交感神经节等神经内或神经附近注入药物或以物理的方法阻断神经传导功能。随着医疗仪器的改进、新药物的研制成功，特别是疼痛机制研究的进展，在现代疼痛治疗中神经阻滞疗法发挥着越来越重要的作用，成为现代疼痛治疗中的一种重要方法。对许多肩颈部、腰部，或四肢部位的腱鞘、滑液囊、肌腱炎，以及骶髂关节炎、梨状肌症候群、网球肘、腕管综合征等有不错的效果。带状疱疹后遗痛、三叉神经痛、坐骨神经痛、幻肢痛、烧灼样痛等难治性神经元性疼痛，应用特异性神经阻滞技术及神经变频（热）电调制刺激等方法，通过阻断痛觉传导通路、改善神经营养状态、调整神经传导功能，取得了满意的治疗效果。

神经阻滞治疗所达到的效果在医学上的依据有以下三方面：一是阻滞交感神经，使血管扩张、水肿减轻、缓解疼痛和缓解由于病症所合并的交感神经紧张状态；二是阻滞感觉神经，阻断疼痛的传导和抑制感觉神经刺激诱发的症状；三是阻滞运动神经，使肌肉松弛或暂时制动，使疼痛部位得到“休息”。

49. 是疼痛剧烈时用镇痛药才有效吗?

在大多数人的思维中,患者不痛时不应该使用镇痛药,不仅浪费钱,同时还会容易引发药物依赖,认为只有在疼痛剧烈时使用镇痛药才是安全有效的。临床上也经常出现患者或家属私自藏药或减药的情况,这种想法与做法是错误的。

通过临床大量的病例证实:及时、按时使用镇痛药更安全有效,而且需要的镇痛药物强度和剂量也最低,患者的舒适度增加,所以千万不要等到剧烈疼痛时才用镇痛药,否则药物不能及时起效,患者痛苦增加,长期得不到有效疼痛治疗的癌痛患者,容易出现因疼痛导致的与神经病理性疼痛相关的交感神经功能紊乱,发展为难治性疼痛。

50. 注射吗啡针剂与口服吗啡片哪种镇痛效果更好?

吗啡针剂与吗啡片剂成分相同,故作用相同,镇痛效果也相同。吗啡针剂常采用皮下注射的方式给药,此种方式起效快,药物15～30分钟可发挥作用,常用于急性剧烈疼痛的治疗。吗啡片剂经口服给药,需经过胃的排泄、肠的吸收,会因消化液或食物对药物的吸收造成影响,口服吗啡为缓释片剂,在人体内作用时间长,常用于慢性疼痛的控制。

51. 什么是药物躯体依赖?

药物躯体依赖是指反复服用药物使中枢神经系统发生了某些生理、生化变化以致需要药物持续地存在于体内,也称之为戒断综合征的现象(如烦躁、打哈欠、流涕)等。此症状不经治疗多数在5～14天消失。临床上可通过逐渐减量的方法来防止戒断现象的发生。

52. 什么是药物精神依赖?

药物的精神依赖又称心理依赖性,即所谓的“成瘾”,是指药物所产生的特殊精神效应,表现为对该药物的强烈渴求感或欣快感,出现反复的、难以自我控制的强迫性觅药行为和用药行为,以保持那种舒适感或者为了避免不舒服。凡能引起令人愉快意识状态的任何药物即可引起精神依赖性。可存在或不一定存在耐药性,但同一个人可存在一种以上的药物依赖性。总之,不是为了医疗需要,而是由本人主动连续地或周期性地使用药物，造成轻重不等的慢性或周期性的中毒状态，称为药物依赖。

容易成瘾的药物，最常见的是以下两类。一类是麻醉镇痛药，如吗啡、哌替啶等，这类药物除镇痛作用外，还可引起欣快或愉快感，常用剂量在连续使用 1～2 周后即可成瘾。另一类是催眠和抗焦虑药，如司可巴比妥（速可眠）、异戊巴比妥（阿米妥）和各种安定类药物（安定、安宁、利眠宁、硝西泮、艾司唑仑、氯硝西泮等），特别是精神疾病和心理障碍患者，由于医疗的需要往往服用此类药物，长期应用要特别注意。

对药物产生依赖后，轻者表现为离不开这种药物，感觉全身各种不适，只有服用这种药物才感觉舒服，此时应及时采取措施，逐步戒除。

53. 如何增加肿瘤晚期患者的舒适度？

家属应为患者创造一个安静、舒适、安全的居住环境。房间要保持清洁，定时开窗通风，每日 2～3 次，每次不少于 30 分钟，通风时避免直接吹到患者。室内应采用湿式清扫，保持恒定的温、湿度，温度 18～22℃，湿度 50％～60％。根据温度及时为患者加减衣物，避免着凉或过热。避免在室内吸烟或产生其他异味刺激，保持室内空气清新，同时还可以播放患者喜欢的音乐，给患者安静舒适的感觉，有宗教信仰的患者可以听相关音频，保证患者情绪的稳定。每天给患者进行温水擦身，热水泡脚，然后给予润肤乳涂抹，使患者保持清洁。家属要经常陪伴在患者身边，减少其孤独感。

54. 肿瘤患者为什么要注意口腔清洁？

肿瘤患者在接受系统治疗期间，药物的不良反应会导致口腔黏膜细胞坏死，因患者本身抵抗力下降，很容易发生口腔黏膜炎，发病率为 20％～100％。口腔黏膜炎不仅会引起局部的疼痛，影响患者进食水、休息、睡眠，造成营养缺乏，同时极易造成全身感染。这不仅增加患者身体上的痛苦，而且会造成情绪低落，增加治疗费用，还有可能延误治疗。因此，肿瘤患者要做好日常的口腔清洁护理。

55. 怎样保持口腔清洁？

（1）注意口腔卫生，避免损伤口腔黏膜：未发生口腔黏膜炎的患者可以用软毛的牙刷轻柔地进行口腔的清洁;发生口腔黏膜炎的患者应禁止用牙刷刷牙,应在饭后及睡前用生理盐水或漱口液漱口,漱口液最好能含于口腔内1~2分钟,于口腔闭合后用两颊力量做漱口动作,以形成泡沫效果松动牙缝中的残留物。

(2)忌烟酒,避免辛辣食物,多吃水果、新鲜蔬菜,口干舌燥时宜多吃清淡、生津、凉血的饮食(如梨、西瓜、鲜藕、绿茶等),多饮水,以减少口腔黏膜炎的发生。

(3)餐后使用牙线清理齿缝间的食物残渣,保持牙周健康,也减少了因牙科疾病而引发的其他疾病。

56. 如何进行鼻饲?

(1)选择清淡、易消化的流食,鼻饲患者要少食多餐,每3~4小时一次,每次鼻饲间隔时间应不少于2小时。

(2)鼻饲液温度38~40℃,可将液体滴于前臂内侧敏感皮肤处,感觉不烫即可。

(3)鼻饲量不宜过大,每次200~300ml为宜。

(4)鼻饲液不要太黏稠,否则容易堵塞管腔。

(5)速度不宜过快,每次应不少于20分钟,过快易导致腹泻。

(6)鼻饲前应将床头摇高30°~45°以免呛咳,鼻饲食物前应先灌20ml温开水,鼻饲时注意观察患者有无呛咳或其他不适,鼻饲后用30~50ml温开水冲洗管道,防止管道中营养液淤积和凝固而导致导管堵塞。

(7)病情允许时宜保持半卧位至少30分钟。

57. 留置胃管应如何护理?

(1)每次鼻饲前要观察鼻饲管在体外的长度,回抽胃液,确认胃管在胃内,无堵塞后才可以进行鼻饲。

(2)妥善固定胃管,翻身时要注意保护,防止牵拉;固定辅料要每日更换保持其黏合性。

(3)患者呛咳时要观察鼻饲管长度,如导管脱出,不要自行重新插入,以免插入气管,发生危险。

(4)鼻饲前后均要用温开水冲洗胃管,防止堵塞。

(5)要注意食品及进行鼻饲者手的卫生,操作前要洗手。

(6)硅胶胃管每 4 周更换 1 次,两侧鼻孔交替使用。

(7)鼻饲患者每日要做口腔护理,减少口腔感染的机会。

58. 留置导尿管应如何护理?

(1)尿袋应垂放在腰部以下,预防尿液反流。尿袋小便量超过尿袋的 2/3 满时,应及时倒掉,倒尿时勿使尿袋出口处受到污染,尿袋不可置于地上。

(2)保持尿管引流通畅,避免尿管牵拉、受压、扭曲、堵塞。如导尿管发生梗阻,无法排出,应马上到医院请医生处理。切勿自行拔除尿管,以免引起尿道黏膜出血。

(3)经常清洁外阴部,以保持尿道口清洁,防止感染。

(4)为保护膀胱功能,导尿管应采用间歇性引流夹管方式,使膀胱定时冲盈排空,即每 3～4 小时放尿一次,或有尿意时才放尿。

(5)每天饮水保持在 2000ml 以上,尿量至少维持 1500ml 以上,以减少尿路感染及尿路阻塞的机会,禁饮浓茶和咖啡,预防尿结石的形成。如发现尿液浑浊、沉淀、有结晶时应做膀胱冲洗,每周行尿常规检查一次。

(6)如出现发热、发冷、尿道疼痛、尿液浑浊、尿道口分泌物增加请立即到医院复诊。

59. 造瘘口应如何护理?

在处理造瘘口前应用流动水洗净双手。打开造口袋后首先要注意观察造瘘口黏膜色泽,正常肠黏膜应该是鲜红色,出现并发症要及时处理;保持造瘘口周围皮肤清洁干燥,每天用温水由内向外清洗擦拭,然后用凡士林纱布或氧化锌软膏敷于造口周围,每次于便后清洗后重新更换,防止造瘘口周围皮肤发生炎症;造瘘口周围皮肤红肿、糜烂、瘙痒时应及时处理,如出现皮肤过敏反应应考虑更换造口袋;如造口形状不规则或内陷,周围可应用防漏膏以防渗漏现象发生。

60. 如何缓解便秘?

便秘患者可并发肛肠病,如痔疮、肛裂、直肠脱垂和结肠憩室;有害毒素持续刺激肠黏膜,易导致大肠癌;高血压、冠心病等心血管疾病患者,严重便秘者的肛门怒张可使血压急剧上升,造成卒中(中风)甚至猝死。

当患者出现便秘时要评估便秘出现的原因,如有些药物可以导致便秘的发生,或者是饮水、进食减少,或其他情况导致排便习惯改变而引起便秘。查清原因后去除诱因就可以解决问题。①如果病情允许,尽可能下床活动,以促进肠蠕动,养成每日清晨定时排便的习惯,预防便秘的发生。②保证每天饮水 1500ml 左右,如果没有心肾疾病可在清晨起床后空腹饮用淡盐水 500ml,增加肠道内粪便的水分,以刺激胃肠道的蠕动。饮食中增加适量的膳食纤维,多吃新鲜蔬菜、水果和一些吃粗粮,如芹菜、韭菜、红薯、坚果等,粗纤维食品可以促进肠蠕动。③注意患者的排便习惯,2 天无大便就应及时处理,给予开塞露肛塞或口服缓泻药如乳果糖、通便灵等。大便在肠道内停留时间过长可以造成水分的重吸收,进一步导致大便干结,排出困难。④如果大便干结不易排出,可以用人工方法排出大便,如清洁灌肠或用手抠出大便。操作时要动作轻柔,避免出现肛周黏膜损伤。

61. 患者出现大便失禁应如何护理?

(1)安慰、关心患者,消除其精神压力。

(2)观察患者排便情况,掌握排便时间,以便在患者不自主排便前给患者用便盆。

(3)对瘫痪、昏迷等重患,则可以臀部垫以尿布,及时清除粪便,保持病床清洁干燥。注意臀部清洗,也可以在清洗后用电吹风吹干局部,保持皮肤清洁干燥。居室要保持良好通风,保持空气新鲜。

(4)对患者进行控制排便训练,每隔 2～3 小时让患者用一次便盆,让患者训练自己排便习惯,逐步恢复肛门括约肌的控制力。

(5)便渍可导致皮肤潮湿或不清洁,及时更换床褥,并可用维生素 E、护臀膏、麻油涂于皮肤表面,能够在皮肤上形成保护层,防止皮肤水分过度蒸发,保护皮肤的柔软性和弹性,还可使摩擦系数减少到原来的 1/10～1/8,降低摩擦力和剪力。大便失禁患者采用强生 OB 卫生棉条塞入肛门以防止大便外溢,每 3～4 小时更换一次。取 OB 卫生棉条前,先在肛周涂一薄层橄榄油,待大便排干净后,用湿纸巾擦拭肛周皮肤，再用温水擦洗后，涂上护臀膏。

62. 小便失禁患者应如何护理？

(1)首先要对患者进行心理护理，解除患者心理压力与不安情绪。

(2)指导患者进行排尿训练，每天数次会阴肌运动(收缩与放松会阴肌肉群)；适当饮水，鼓励患者每 1～2 小时定时排尿一次。

(3)女性患者可采用橡胶接尿器，男性患者可用阴茎套连接胶管至贮尿容器中。对长期尿失禁的患者可留置导尿管。

(4)尿失禁的患者注意随时清洗，保持皮肤清洁，尿液可导致皮肤潮湿或不清洁，要及时更换床褥，用温湿的毛巾和柔软干毛巾依次擦拭皮肤，动作轻柔，并可用赛肤润、维生素 E、护臀膏、麻油涂于皮肤表面，衣褥与尿垫勤洗勤换，减少皮肤的淹红，尽可能地让患者感到舒适。

63. 家庭长期卧床肿瘤患者出现压疮怎么处理？

压疮是指皮肤或皮下组织由于压力、复合剪切力、摩擦力作用而发生在骨隆突处的局限性损伤。压疮不仅会给患者增加痛苦，而且会导致医疗费用增加。据有关文献报道，每年约有 6 万人死于压疮合并症。

压疮好发于无肌肉包裹或肌肉层较薄、缺乏脂肪组织保护又经常受压的骨隆突处。

(1)仰卧位好发于枕骨粗隆、肩胛部、肘、脊椎体隆突处、骶尾部、足跟。

(2)侧卧位好发于耳部、肩峰、肘部、肋骨、髋部、膝关节的内外侧及内外踝。

(3)俯卧位好发于耳、颊部、肩部、女性乳房、男性生殖器、髂嵴、膝部、足趾。

护理应做到六勤：勤观察、勤翻身、勤按摩、勤擦洗、勤整理、勤更换。要保持皮肤清洁干燥，防止尿液、粪便污染皮肤，便后要用清水清洁皮肤，并局部涂抹润肤油，减少尿液和粪便对皮肤的刺激；患者床垫要柔软，床单平整，洁净并勤更换；初期局部皮肤红肿时，保持局部干燥，避免患处再受压，增加翻身次数，必要时1小时翻身1次，翻身时避免拖拉；加强患者营养摄入，促进创面愈合；保持室内温度适宜，避免患者大量出汗造成皮肤潮湿；当皮肤出现浅表溃烂、溃疡、渗出液多时就应及时到医院接受治疗。

64. 可以使用气圈预防压疮吗？

橡皮气圈会因为放置不当而使局部长时间受压，造成气圈部位的静脉回流受阻，使气圈中间的组织发生水肿，造成血液循环障碍，导致水肿、静脉回流不畅，且其透气性较差，易造成局部汗液增多，再加上气垫圈体积较小，易在患者体重的压迫下变形、移动，因此临床上不建议长期卧床患者使用气垫圈预防压疮。

65. 可以通过按摩患者受压部位来预防压疮吗？

因受压部位变红是组织的正常反应，一般解除压迫30～40分钟即可恢复正常，不会造成压疮，因此不用进行按摩。

压疮的发生是一个渐进的过程，依据其损伤程度可分为三期。其中瘀血红润期。为压疮初期，原因为受压部位的皮肤出现暂时性血液循环障碍。主要表现为受压部位的皮肤呈暗红色，并有红、肿、热、痛或麻木。判断标准：解除对该部位的压力30分钟后，皮肤颜色仍不能恢复正常。此期护理重点是去除致病原因，防止压疮继续发展。因皮肤持续发红、发绀，可能是局部组织已有损伤，更不宜按摩，以免加重损伤。要勤翻身，避免局部组织长期受压，改善局部血液循环。保持床单位整洁、干燥，避免摩擦、潮湿和排泄物对皮肤的刺激。增加营养摄入，以增加机体抵抗力。

66. 可以使用消毒剂清洁压疮伤口吗？

因0.5%碘伏有破坏组织作用，正常使用时对黏膜有明显刺激作用。而75%乙醇(酒精)因其对黏膜刺激性较大，所以两者均不能用于压疮创面的消毒。过氧化氢具有氧化作用，医用过氧化氢浓度等于或低于3%，擦拭创伤面会有灼烧感，表面被氧化成白色并冒气泡，用清水清洗一下即可，过3～5分钟就恢复原来的肤色，要慎用。最好使用生理盐水或林格液，其渗透压与动物或人体血浆的渗透压相等，用其清洁创面时可以起到冲刷作用，且不会给创面造成新的损伤。

67. 肿瘤患者皮肤破损后能用灯烤吗?

在压疮的防治中长期存在一个误区:用烤灯烤,保持创面干燥。近年来,经过大量的临床研究表明,在使用烤灯使皮肤干燥的同时,会导致组织细胞代谢及需氧量增加进而造成细胞缺血,甚至坏死,干性疗法会使外表形成干痂,可能导致内部恶化严重而不被发现。因此,目前国内外护理界对皮肤破损者不建议使用烤灯。如果皮肤创面渗出液较多,可以选择使用一些具有良好吸收渗液功能的辅料进行覆盖,在吸收渗液的同时也可以避免创面污染。

68. 如何避免肿瘤卧床患者出现下肢静脉血栓?

下肢静脉血栓是常见的周围血管疾病,十九世纪著名医学家魏尔啸(VIRCHOW)提出静脉血栓形成的三大因素是血液滞缓、静脉壁的损伤和高凝状态。左下肢血栓形成远高于右下肢,有时下肢静脉血栓还可以向心性延伸至下腔静脉,甚至堵塞肾静脉而引起肾衰竭,从而威胁生命。

久病卧床可导致血流缓慢、淤滞,因而促发下肢深静脉血栓形成。

当患者不能下床活动时,家属可以给患者做下肢的按摩,按摩时应从下而上循序进行,每次重复按摩时都应从小腿远端开始,这样能加速下肢静脉血液的回流,加速血液流动可以预防下肢深静脉血栓形成。必要时下肢穿医用弹力长袜,如果下肢能自主活动但不能下床行走的患者,可以自己活动下肢,特别是活动膝关节和踝关节,充分调动小腿肌肉泵,加速下肢静脉血的流动速度,可以起到预防下肢深静脉血栓形成的效果。

69. 长期卧床患者如何预防肺部感染?

①要保持室内空气清新,温、湿度适宜,经常开窗通风,减少室内空气中细菌含量;②患者要摄取富含维生素、高热量、高蛋白质的饮食,提高患者自身免疫力;③减少人员探视、避免接触有上呼吸道感染的人员,照护者接触患者之前要清洁双手,根据天气变化及时增减衣物,避免呼吸道感染;④按时为患者翻身、进行叩背排痰;⑤卧床患

者要忌烟忌酒；⑥病情允许时患者可以采取坐卧位，以充分保证肺的扩张。

70. 长期卧床患者如何预防泌尿系感染？

卧床的患者必须在床上使用便盆或包上尿布在床上排尿，尿液可能会有残留，积存在膀胱内容易造成感染；如果是留置导尿管的病患，泌尿道感染的概率更高。

为减少长期卧床患者发生泌尿系感染的机会，要做到以下几点。①如果没有特殊限制，尽早鼓励病患下床活动，就算是坐轮椅也要多活动。卧床期间要勤翻身活动。②经常用清水清洗外阴。③如果没有疾病限制应多喝水，每天2000ml左右，以利尿液生成，对泌尿系统起到冲刷的作用。多喝酸性果汁，例如蔓越莓汁或果醋，可以酸化尿液，减少泌尿道感染概率。患者排尿时应用手掌小鱼际肌轻轻按摩小腹，促进尿液排空，防止尿潴留造成泌尿系感染。④不要长期保留导尿管。必要的话，每日用消毒液涂擦。

71. 肿瘤患者家庭需要准备氧气吗？

肿瘤患者如果没有出现心肺功能障碍，一般不需要吸氧。但肺癌晚期，以及其他组织器官的肿瘤有肺部转移，患者出现心悸、胸闷、气短、口唇发绀等症状时，可以给予氧气吸入，同时协助患者呈半坐卧位，给予叩背排痰等处理来缓解症状，严重时应立即送到医院。因此，一般肿瘤患者家庭，氧气可以不用常规准备。

72. 如何预防病理性骨折？

病理性骨折是指在某些疾病基础上出现的骨折，最常见的原因是骨的原发性或转移性肿瘤，特别是溶骨性的原发或转移性骨肿瘤。其他可能导致病理性骨折的因素还有老年骨质疏松、各种营养不良、内分泌紊乱，以及骨与软骨的发育障碍性疾病等。原发性骨肿瘤如多发性骨髓瘤、骨巨细胞瘤及溶骨性成骨肉瘤等；转移性骨肿瘤如转移性肾癌、乳腺癌、肺癌、甲状腺癌及神经母细胞瘤等。临床上不少原发性和转移性骨肿瘤因病理性骨折后才被发现。临床表现有休克、软组织伤、出血。与单纯外伤性骨折不同，病理性骨折的骨骼预先被某些病侵蚀、破坏、蛀空，再遇到轻微的外力，甚至没有外力只因自身的重力作用就可以自发骨折。因此当发生骨折时如果导致骨折的外力十分轻微、骨折前该部位已存在疼痛或在同一部位或其他部位以往曾发生骨折时，则应警惕有病理性骨折的可能。病理性骨折时，骨的原有病变往往使骨折愈合迟缓，甚至几乎没有修复反应，也常使骨原有病变的组织学图像发生改变或复杂化。病理性骨折常发生于脊柱、骨盆、长骨干及干骺端等部位，躯干骨多于四肢骨，下肢多于上肢。

因此，对这些有病理性骨折病因的人群要进行预防和护理措施，减少病理性骨折的发生以及病理性骨折的并发症对身体造成的损害，甚至因其导致生命危险。

首先对病理性骨折的危害要加强重视，了解相关病理性骨折的预防知识，尽量避免外伤。多发性骨髓瘤患者可出现胸腰椎的骨折，生活中尽量避免坚硬物体撞击，翻身、弯腰等动作要轻柔。怀疑已经发生胸腰椎病理性骨折的情况下，尽量减少搬动患者，尽量睡硬板床，协助患者翻身时应二人合作，轴线翻身等，防止再次骨折发生，以免引发严重并发症威胁生命安全。

患者活动时应避免冲撞，更换体位时应缓慢，以免导致疼痛加剧、肌肉痉挛和发生病理性骨折。翻身时可由两个人协助托住肢体，然后逐渐翻动，必要时采取外固定。

73. 癌因性疲乏是怎么回事？

1979年由美国的护理人员 Haylock 和 Hark 提出了癌因性疲乏(CRF)的概念，国内外文献报道在癌症患者中发生率高达60%～90%。美国国家综合癌症网络中心(NCCN)在2000年把癌因性疲乏定义为由癌症或癌症相关治疗(如放疗、化疗)引起的，能扰乱机体正常功能的、非同寻常的、持久疲乏的主观感觉，这种疲乏与近期体力活动不成比例，具有持久性以及非普遍性的特点。

患者长期紧张和痛苦而产生的一系列主观感觉，如虚弱、活动无耐力、不能集中注意力、动力或兴趣减少等。其产生的原因主要为癌症本身造成的代谢紊乱，消耗过多，或感染、发热等；放化疗引起的贫血、恶心、呕吐等；患者心理问题如焦虑、抑郁等；以及患者不良的应对方式，如过度休息等。

74. 出现癌因性疲乏应怎么办?

美国国家综合癌症网络中心(NCCN)于 2007 年发表的《癌因性疲乏实践指南》中指出，对癌因性疲乏进行干预应分两步：首先，识别可治疗的诱因，如疼痛、贫血、睡眠障碍、感染等，并进行治疗；其次，在针对经诱因治疗后继续存在及无明显诱因的癌因性疲乏进行干预。

非药物干预包括改善机体功能和提高活动耐力的运动，减少认知改变和改善情绪状态的恢复性治疗，对饮食和睡眠障碍者还可以进行营养和睡眠干预。药物治疗包括针对抑郁症患者的抗抑郁药和治疗贫血患者的促红细胞生成素。

主要方案包括：渐进性有氧运动，渐进性活动，康复治疗，睡眠疗法，心理行为干预疗法，营养疗法，癌症和副癌综合征的治疗，药物治疗，免疫治疗。

(1)要做好患者的心理干预，减少患者焦虑、抑郁情绪，增加生活的信心。

(2)要对患者行为进行干预，在身体条件允许时进行有氧运动，可以锻炼心肺功能，增加肌肉力量，有效的缓解癌因性疲乏。

(3)要优化患者睡眠质量，养成规律的休息习惯。

(4)改善营养状况有利于减轻疲乏。

(5)必要时可以寻求医药治疗，使用促红细胞生成素可以改善疲乏症状。

75. 怎样保证肿瘤患者的睡眠?

养成良好的睡眠习惯，避免长时间的午睡，午睡时间应控制在 40 分钟左右；晚饭不宜过饱，睡前避免进食刺激性饮食或饮浓茶、咖啡等，避免进行剧烈运动，避免进行会引起情绪激动的交谈，建议睡前至少保持 1 小时的身心放松；保持环境安静、环境幽暗、空气新鲜、温度适宜。晚间以右侧卧位为主，肝脏处于自然位置，不压迫心脏，并且有利于胃的排空。睡前可用温水泡脚，水温控制在 40℃左右，或者温水泡浴，可以起到放松、安神的作用。睡前排空大小便，减少起夜的概率。必要时服用适量镇静安眠药物，保证充足睡眠。

76. 什么叫肿瘤姑息治疗？

世界卫生组织为晚期癌症患者的姑息治疗提出如下定义：对所患疾病已经治疗无效的患者积极地、全面地医疗照顾。对疼痛，其他症状以及心理的、社会的和精神的问题的控制是首要的。姑息性治疗的目的是使患者和家属获得最佳生活质量。姑息性治疗的很多方面也可与抗癌治疗一起应用于疾病过程的早期。并进一步解释为：姑息治疗要坚定生命的信念，并把死亡看作是一正常的过程，既不促进也不推迟死亡，把心理和精神治疗统一在一起。提供一个支持系统使病人在临终前过一种尽可能主动的生活，对病人家属也提供一个支持系统，使他们能应付及正确对待病人生存期间的一切情况，以及最后自己所承受的伤痛。

姑息治疗的内容包括各种躯体和心理症状的评估及治疗，以及治疗后的再评估及治疗调整，肿瘤的姑息治疗手段的实施，减少或防止各种晚期并发症的姑息手术，减轻疼痛及脊髓压迫的姑息放疗，各种介入性姑息措施的实施，心理和非癌性躯体疾病的预防和治疗，姑息治疗过程中的医患交流，姑息治疗过程中的伦理研究，生活质量评估与研究，终末期病人的支持治疗和护理，病人家属的支持与辅导，居丧的支持，等等。

77. 临终患者的需求有哪些？

(1)提高患者的生活质量，为患者提供一种安全、安静、舒适的休养环境，有条件的可以安排在单人病房，保证患者能够安静休息。

(2)有效地减轻疼痛。疼痛会给人带来许多不良的感受，会造成患者身心疲惫，甚至会丧失生存下去的欲望，因此，要有效地缓解患者疼痛，保证患者的生存质量。

(3)有被他人需要的需要，及不觉得是他人负担的需要。虽然患者处于疾病的临终期，但因人而异有些患者希望不拖累家人，可以让患者做些力所能及的事情，如自己保持个人卫生的行为。

(4)爱的需要，家属的陪伴，可以减少患者的孤独、恐惧，缓解心理上的痛苦。

(5)自尊的需要,患者需要被其他人重视,希望自己的价值得到体现。

78. 如何做好临终患者眼部护理?

正常情况下,每2~8秒眼睑就要开闭一次,称为眨眼。通过眼睑的开闭,可以使眼球保持湿润和角膜的光泽,清除结膜囊灰尘及细菌。临终患者常因各种原因出现结膜水肿,眼睑不能闭合,如果患者处于昏迷状态,眼睑不能闭合会造成眼结膜干燥。如果没有眼睑的遮挡,眼球就会暴露在外,遭受异物的侵袭,眼球也会干燥不舒服。长时间还会导致因角膜暴露,表面无泪液湿润而干燥,导致暴露性角膜炎、实质角膜溃疡。因此,除清洁眼睑外还要保持眼睛的湿润。可以用刺激性小的眼药膏如红霉素眼膏敷在裸露的角膜上,并及时用生理盐水棉球擦净眼部分泌物,或用凡士林油纱条轻轻敷在眼睛上,定期更换。也可以用0.9%生理盐水浸湿无菌纱布,覆盖眼睑,纱布干时更换,以保持临终患者的舒适,避免出现新的伤害。

主要参考文献

[1] 王丽芹,张俊红.静脉输液治疗知识问答.北京:人民军医出版社,2013:104.

[2] 贾喜花,张全福.肿瘤非手术治疗与调理.北京:人民军医出版社,2007:26.

[3] 米登海.癌因性疲乏.北京:人民卫生出版社,2013:87.

[4] 单红梅,夏黎明.癌因性疲乏的病因病机探讨[J].辽宁中医药大学学报,2009,11(11):69-71.

[5] 沈雁英.肿瘤心理学.北京:人民卫生出版社,2010:133-134.

[6] 杨青敏.肿瘤病人的家庭护理及保健.上海:上海科学技术文献出版社,2007:75.

[7] 陈秀荣,蒋永亲.肿瘤疾病社区护理与自我管理.北京:人民军医出版社,2009:338-339.

[8] 陈敏钧.肿瘤治疗护理学.北京:人民军医出版社,2006:221.

[9] 彭磷基,Clifford L. K. Pang.肿瘤热疗.北京:人民卫生出版社,2013:16-18.

[10] 冀国飞.老年卧床病人的家庭护理.光明中医,2006,21(11):66-67.

[11] 丁佐风,何红.白血病病人预防肛周感染的研究现状.全科护理,2013,11(285):1134-1136.

[12] 陈玉茹.多发性骨髓瘤的治疗现状.西南军医,2011,13(4):704-707.

[13] 孙静娜.沙利度胺治疗多发性骨髓瘤的临床应用.河北医药,2010,32(11):1462-1463.

[14] 崔建国,侯建成,李海军.病理性骨折的常见原因及预防护理措施.中国保健营养,2013,09:105-106.

[15] 杜心如,张学伟,周晏佑.什么情况下多发性骨髓瘤才需要手术.中国全科医学:医生读者版,2012,7:43-49.

[16] 仲建平.医疗护理技术操作常规.北京:人民军医出版社,2013:126-132.

[17] 乔爱珍,苏讯.外周中心静脉导管技术与管理.北京:人民军医出版社,2012.148-149.

[18] 吴先国.人体解剖学.4版.北京:人民卫生出版社,2003:295.

[19] 高春记,黄文荣.白细胞防治212问.9版.北京:金盾出版社,2008:47-77.

[20] 柯丽.白细胞骨髓移植.南京:江苏科学技术出版社,2011:27-68.

[21] 单渊东.白细胞110个怎么办.北京:中国协和医科大学出版社,2007:42.

[22] 闫树旭.认识并战胜白血病.北京:人民卫生出版社,2008:166-167.

[23] 王国权.肿瘤基本知识手册.北京:军事医学科学出版社,2004:71-75.

[24] 陈灏珠,林果为.实用内科学.13版.北京:人民卫生出版社,2009:2540-2560.

[25] 王丽芹,张俊红,盛莉.常用高危药品临床观察与护理知识问答.北京:人民军医出版社,2014:176-179.

[26] 钱培芬,沈贻萍,王维.血液科护理基本知识与技能820问.北京:科学出版社,2010:134-140.

[27] 张之南.血液病学.北京:人民卫生出版社,2011:298.

[28] 韩忠朝.造血干细胞理论与移植技术.郑州:河南科学技术出版社,2000:127-140.

[29] 王建平.癌症患者的生活质量及心理干预研究[J].应用心理学,2002,8(4):36.

[30] 龚国梅,邱伟智,刘花.恶性肿瘤患者放射性口腔粘膜炎的防治进展[J].中华放射肿瘤学,2012,11(1):30-32.

[31] 张璐,陈方会,等.局部应用重组人集落刺激因子对鼻咽癌放疗中急性口腔黏膜反应的临床疗效观察[J].中华肿瘤防治杂志,2009,14(21):1674.

[32] 张燕.放射性肺损伤的预防和进展[J].临床肺科杂志,2012,17(3):526-527.

[33] 黄培,周菊英.热疗在肿瘤治疗中的研究进展[J].现代肿瘤医学,2010,19(7):1460-1462.

[34] 赵静轩,韩忠福,等.外科疾病护理[M]北京:医科大学中国协和医科大学联合出版社,1998:64-84.

[35] 刘玉莹,黄津芳,病人健康教育问答[M]北京:科学普及出版社,1998:160-188.

[36] 社干,冯笑山.瘤分子靶向治疗新进展.北京:科学出版社,2012:108-123.

[37] 樊代明.肿瘤研究前言.西安:第四军医大学出版社,2012:145.

[38] 谭榜宪.临床肿瘤学总论.北京:科学出版社,2012:82-84.

[39] 李玉.肿瘤立体定向放疗与介入治疗,北京:人民军医出版社,2004:108-222.

[40] 程铁.明明白白治肿瘤.北京:人民军医出版社,2009:55-68.

[41] 唐劲天.临床肿瘤学概论.北京:清华大学出版社,2011:142-168.

[42] 周宜强.实用中医肿瘤学.北京:中医古籍出版社,2006:79-86.

[43] 陈振东,等.肿瘤学概论.北京:人民军医出版社,2006:116-329.

（R-7261.31）

肿瘤科病人健康教育

› 销售分类　护理学

www.sciencep.com

科学出版社 医学学术出版中心
电话：010-63730260（投稿）64019242（购书）
E-mail:med-prof@mail.sciencep.com

赛医学
医药卫生订阅号

本书在线
资源获取

ISBN 978-7-03-055653-0

定　价：39.00元